胎教启蒙与优生

余武英 编著

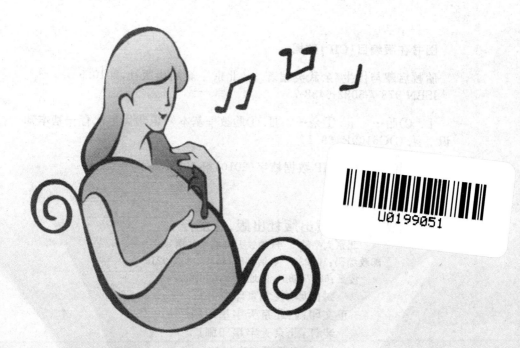

金盾出版社

内 容 提 要

　　孕期做没做胎教,胎教是否到位,与子女将来的智能紧密关联。本书以通俗的语言,深入浅出地详细介绍了什么是胎教,胎教包括哪些具体内容,怎样进行胎教,以及胎教中须注意哪些事项等。准妈妈、准爸爸,只要熟读本书,并按其方案去做,就一定会生一个健康、俊美、聪慧的小宝宝。

图书在版编目(CIP)数据

胎教启蒙与优生/余武英编著. -- 北京 : 金盾出版社,2010.9
ISBN 978-7-5082-6438-7

Ⅰ.①胎… Ⅱ.①余… Ⅲ.①胎教—基本知识②优生优育—基本知识 Ⅳ.①G61②R169.1

中国版本图书馆 CIP 数据核字(2010)第 095337 号

金盾出版社出版、总发行
北京太平路 5 号(地铁万寿路站往南)
邮政编码:100036　电话:68214039　83219215
传真:68276683　网址:www.jdcbs.cn
封面印刷:北京印刷一厂
正文印刷:北京天宇星印刷厂
装订:北京天宇星印刷厂
各地新华书店经销
开本:705×1000 1/16　印张:15.75　字数:178 千字
2010 年 9 月第 1 版第 1 次印刷
印数:1～10 000 册　定价:34.00 元

前　言

　　随着现代社会物质文化生活水平的提高,人们对人的素质越来越重视,清楚地认识到所生育的子女健康和聪明程度将会影响孩子的一生,直接决定着子女在未来社会中的竞争能力与生存能力。于是,生育一个健康而又聪明的宝宝成了所有父母的共同心愿。一个国家的人口素质是国家发展的一个极为重要的因素,因此优生优育、提高人的素质不仅是家庭父母一代人的期望,也是国家和民族的期望。现代科学的迅速发展为优生优育提供了可靠的理论依据与科学的方法。作者参阅了国内外大量关于优生优育、生理学、营养学、教育学等方面的书籍,并借鉴了这些领域最新的科研成果而编写成《胎教启蒙与优生》一书奉献给读者,只要准父母通过阅读,全面了解优生优育知识,准确掌握优生优育方法,切实进行科学胎教,就一定会生一个健康而又聪明的宝宝。

　　胎教是提高人口素质系统工程的前期基础工程,包括优孕、优生和优育、优教;又是一门融有关医学、教育学知识为一体的对胎儿进行教育的综合性实用性学科。它涉及医学中的生理学、心理学、药理学、性学、生殖学、遗传学、营养学、妇产科学,以及教育学的语言、音乐、体育、美学、教育心理学等。受教育的对象是"十月怀胎"中的胎儿,施教者主要是胎儿的母亲和父亲。因此,实施胎教前夫妇应仔细阅读《胎教启蒙与优生》,掌握有关胎教的内容和方法,才有可能在孕期对其胎儿进行科学胎教。

　　本书中的胎教基本知识,包括认识胎教、胎教的作用等;怎样做到优孕,包括择偶、婚前检查、孕前准备等;怎样做好孕期保健,包括关注孕妇体重、体形和皮肤变化、有优雅舒适的居室、保证充足的睡眠、安胎与养胎等；怎样进行胎教，包括胎教的原则和时机、教胎儿学些什么、对胎儿进行哪些训练和培养、父亲在胎教中的作用及逐月胎教操作方法等；孕期禁忌，包括孕期用药禁忌、饮食禁忌、胎教及生活禁忌，还包括十月怀胎过程中的环境、心理、音乐、语言、运动、饮食等多方面的相关内容。作为年轻的父母，如何孕育生命、如何养胎安胎、如何进行孕期保健等，都是非常值得关注的问题。

　　本书在编写过程中，力求通俗易懂，言简意赅，尽力使本书成为一本很有实用参考价值的科普书，并对提高人口素质有着重要的指导意义。但由于水平有限，书中缺点、不足之处在所难免，恳请前辈、同仁、读者批评指正，我们将不胜感激。

编　者

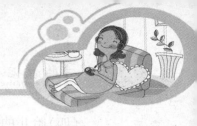

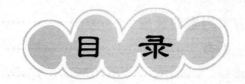

第一章　胎教基本知识

第二章 怎样做到优孕

第三章　怎样做好孕期保健

第四章　怎样进行胎教

第五章　孕期禁忌

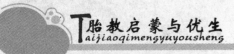

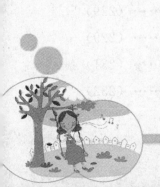

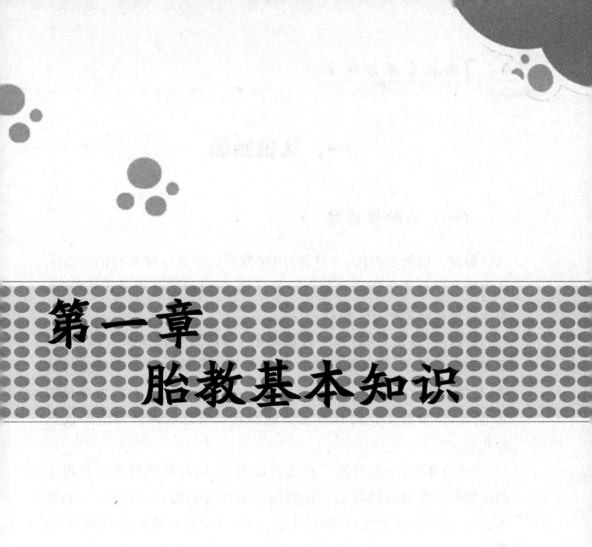

第一章
胎教基本知识

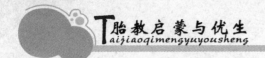
一、认识胎教

（一）从胎教说起

胎教一词源于古代。《辞海》中胎教的词条是这样解释的："古人认为胎儿在母体中能受孕妇言行的感化，所以孕妇必须谨守礼仪，给胎儿以良好的影响，叫'胎教'。"

胎教，一方面是胎，另一方面是教，它是胎与教相结合的学问。我们先来说说胎，什么是胎呢？胎是人及哺乳动物孕而未出生的幼体，是精卵结合的产物。一个近针尖大的受精卵生长发育为身长约50厘米，体重数千克的具有完整的器官和发达的神经系统的成熟胎儿。

"十月怀胎，一朝分娩。"自远古以来，人们对怀胎的概念和出生的过程就一直是众说纷纭。在我国是这样传说的：上古时代女娲造人之际，诸神赶来助之，有助其生阴阳者，有助其生耳目者，有助其生臂者。

怀孕和生育，人们赋予很多神奇和美丽的传说。它不仅依靠胎儿的自我艰苦奋斗，还需要父母的通力合作。孩子是父母的"作品"，只可惜一些做父母的常常对胎儿十个月的变化全然无知，因而在孕期与胎儿的配合上，往往不那么默契、周到。

说到教，有人可能马上联想到教育、教养。我们看看古人是怎么说的，又是怎么做的。《大戴礼记》中说："周后妊成王于身，立而不跛，坐而不差，独处不倨，虽怒不詈……书之玉版，藏之金匮，置之宇宙。"可见，周后怀成王时是多么注重修身养性。她站立时不踮起脚尖,静坐时手脚不交错,独处时不倨傲,虽然恼怒但不骂人……她用珍藏的玉版纸写字,用专门之金匮来藏书,东西都放在华丽的王室里。周成王在未出生时,母亲就给了他如此良好的"感化",难怪周成王出生后那么聪明,有才能。应该说周后是很懂得胎教之法的,但胎教之法并不仅如此。《博物志》上说:"妇人妊娠,不欲见丑恶物,异鸟兽,食亦当避异常味,勿见熊虎豹射御,勿食牛心。白犬肉、鳗鲤头,正席而坐,割不正食,听诵诗书讽咏之声,不听淫声,不视邪色,以此产子,子贤明端正,所谓胎教之法。"这里所讲的胎教之法是互为补充的。当然虎豹等能否见,白犬肉、鳗鲤头等能否食,不能一概而论,但不能受惊,饮食要注意营养物品的调节则是有益的。胎教不仅在我国古代如此受人推崇,就是在国外,也早就被人注意了。

1979 年,美国加州妇产科专家范德·卡尔创办了一所奇特的大学——胎儿大学。至今,"学生"已超过 800 名。"学生"出世后几小时,就可以得到校方颁发的学士帽和毕业文凭。这里,我们简要地把这所极有意思的大学课程设置和教授方法告诉读者。

(1)语言课:母亲用特制的扩音器把字句向腹内胎儿一再重复。

(2)音乐课:母亲把一个玩具乐器放在腹部,奏出音符。

(3)运动课:让胎儿练习"踢肚游戏"。

范德·卡尔认为,这种胎教方法能使婴儿出生后学习更容易,并认为此法有助于让胎儿智力高超,使他们发育得更正常,使他们在精神发育方面得以顺利发展。同时,该学院也鼓励孕妇的丈夫参加育婴活动,不但是在胎儿出生后,而且是在妻子怀孕时期。

胎教理论最早萌发于古代的人们祈盼得到一个好孩子的美好愿望。随着人类的生存和进化,人类的思维和认识不断得到发展。在我国西周时期周文王的母亲就已经懂得胎教了。

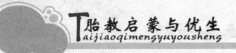

在国外,公元前5世纪,希腊著名学者苏格拉底的著作中也出现了关于胎教的记载。历史进入19世纪80年代后,英国生物学家高尔顿,在生物进化论的启发下正式创立了"优生学"。从20世纪50年代起,优生学开始有了较大的进展,在全世界得到了普遍的重视,胎教学说也得到了进一步的充实和应有的重视,逐渐形成了一门完整的理论。

近20年来,欧美一些国家纷纷成立胎教研究机构和指导中心,致力于胎儿智力、体力的全面开发,取得了令人瞩目的成绩。日本一位学者的研究表明,在100余名接受正确胎教指导和训练的孕妇所生的孩子中,有71％的孩子智力超群。

近年来,我国随着改革开放的深入,医学界对胎教的应用也取得了相应的进展。其中最引人注意的,莫过于未满5岁就踏入武汉少年科技预备班学习的早慧儿童津津和出生8天就会叫妈妈的济南神童蒋世瑾。

我们相信,随着胎教理论的深入和普及,胎教,这一培养优秀人才的科学做法,一定会被越来越多的父母认可,中华民族的整体素质也一定会得到明显的提高。

(二) 古代胎教内容

古人所说的胎教,是指在妊娠期间为有利于胎儿在母体内的生长发育而对母亲的精神、饮食、生活起居等方面所采取的有利措施,以便使母子的身心都得到健康的发展。

古代胎教的内容主要包括6个方面。

(1)调情志:妊娠是女性生理上的一个特殊过程,孕妇不仅生理上要发生一系列变化,心理上也会产生相应的反应,这种心理反应的集中体现就是孕妇的情绪,或称情志的变化。凡有孕之妇,宜情志舒畅,遇事乐观,喜、怒、悲、思皆可使气血失和而影响胎儿。中医学认为,胎借母气以生,呼吸相通,喜怒相应,若有所逆,即致子疾。《增补大生要旨》中说:"除恼怒,凡受胎后切不可打骂人,盖气调则胎安,气逆则胎病。"就是说:孕妇要消除恼怒,不要动不动就大动肝火,这样就会导致气不顺,气不顺则胎不安,久之则孕胎必受影响。《傅青主女科》中亦有"大怒小产"的论述。可见,孕妇的情志对胎儿具有直接影响,故孕妇宜情志舒畅,遇事乐观。

(2)忌房事:房事,是指夫妻的性生活。虽然房事为受孕怀胎提供了必要的条件。但受孕之后,则房事必须节制。《产孕集》说:"怀孕之后,首忌交合,盖阴气动而外泄,则分其养孕之力,而扰其固孕之机,且火动于内,营血不足,神魂不安,形体劳乏,筋脉震惊,动而漏下,半产、难产,生子多疾。"怀孕以后,首先应禁房事,特别是在怀孕头3个月和7个月之后。怀孕早期,妊娠反应常常给孕妇带来许多不适,恶心、厌食、嗜睡、疲劳,自身及胎儿的营养常常供不应求,哪里还会有闲情逸致取房事之欢?7个月后,孕妇腹大身重,行动诸多不便,而且胎儿即将入盆,阴道变短,房事会刺激宫颈而引起宫缩,加之在房事中有可能将细菌带入孕妇体内,严重者会造成感染,因而这前、后两期应忌房事。否则"分其养孕之力","扰其固孕之机","形体劳乏",甚而造成流产、难产,"生子多疾"。

(3)节饮食:饮食是母体的重要营养来源。胎儿的营养来源于母体的气血。因而母亲的饮食,对胎儿的发育有着直接影响。《万氏女科》说:"妇人受胎之后,忌饱食,淡滋味,避寒暑,常得清纯平和之气以养其胎,则胎之完固,生子无疾。"就是说,孕妇的饮食以清淡平和为宜,鱼、肉可以吃,但不可过食,应有所节制,特别是不要饥一顿,饱一顿,甚至暴饮暴食。假如饮食失节,饥饱无度,嗜食厚味,皆可使脾胃运化失常而胎失所养。

(4)适劳逸:人禀气血以生,胎赖气血以养,因而妊娠后的起居劳逸应该适量,既不可贪图安逸,也不可过于劳累。按中医的说法,太逸则气滞,太劳则气衰。若劳逸失宜,举止无常,攀高负重,其胎心坠,甚而导致难产。因此,"受胎之后,当行动往来,使血气流通,百脉和畅,自无难产。若好逸恶劳,好静恶动,贪卧养娇,使气停血滞,临产多难。"此当为忠告。正确的做法,大致为5个月以前宜稍逸,5个月以后宜小劳。

(5)慎寒温:寒温即自然界冷热气候的变化。受孕以后,孕妇由于生理上发生特殊变化,很容易受六淫(风、寒、暑、湿、燥、火)尤其是风寒之侵,易感染疾病,甚至危及胎儿,"胎前感受外邪,感染伤寒时症,郁热不解,往往小产堕胎,攸关性命"。故而注重胎前的摄养,慎起居,适寒温,甚为紧要。

(6)戒生冷:怀孕之后,孕妇常喜欢吃一些生冷之物。中医认为,这是怀孕后由于阴血下注以养胎儿,致阴血偏虚,阳气偏旺。殊不知,生冷之物吃多了会使脾胃受伤,呕吐、腹泻、痢疾诸症会乘虚而入,既损孕妇又伤胎儿,不可不慎。

此外,孕妇衣着宜宽大合体,腰带不宜紧束,以免气血周流不畅而影响胎儿。

(三)国外胎教经验

近20年来,胎教科研的报告,不仅在许多国家新闻报刊上常有报道,而且在英、美、日等国的医学专业期刊,特别是作为国家级的专业期刊上,常有医学界对胎教研究的报道。例如,1985年英国《妇产科学杂志》就有一篇评论"胎儿可以学习吗"的文章,通过列举的一些实验,论证了胎儿可以听到母亲的和母体外边传入子宫内的声音,包括说话的声音和音乐,以及胎儿有辨别不同声音的能力,对声和光均有反应的能力。文章认为,胎儿是有记忆力的,在子宫内是可以学习的。不仅胎儿可以学习,文章还报告了动物胎崽在体内也可以学习的实验:妊娠末期的胎鼠神经能吸收并能区分不同的气味。分娩前如把具有恶臭味的化学物质混于苹果汁中,注入鼠羊膜腔内,生后的雏鼠就讨厌苹果汁了。将薄荷汁内加入有令人讨厌气味的物质,注入羊膜腔内,胎鼠出生后对薄荷的正常反应也就消失了。文章最后说,妊娠末期的胎儿,神经系统逐渐成熟,某些复杂的功能也逐渐健全起来,开始有了短暂的记忆。当然,有没有长期的记忆迄今尚未肯定,但也没有理论根据说明胎儿只有在出生后才有记忆。

1985 年在美国的《妇产科学杂志》上还有一篇关于用"人工喉"(一种能发声音的仪器)在孕妇腹部发出声音,可以传入子宫内,引起胎儿惊吓反应的文章。用这种方法来对胎儿出生前在母体内做胎儿的神经检查。这篇文章从另一个实验角度证实了胎儿不仅可以听到母体外的声音,而且母体外突然发出的声音能引起胎儿的惊吓。

日本的胎教研究,围绕胎教问题分三个分支进行。第一个分支是专门实验和记录母腹内的胎儿受到外界各种刺激(包括声、光和触的刺激)后的反应,如胎心变化、胎动变化、眨眼反应、握手反应等,研究和论证胎儿在母腹内是一个有感知、有反应的生命体。这个侧面的研究,为胎儿在出生前提供了一个完整的施教对象的理论。主要的专家有室冈教授、夏山英主任、小林登教授等。他们除了在国内国家级的《产妇人科》、《围产期医学》等医学专业期刊上发表论文外,还分别出版了有关这方面的专著。室冈教授在1982年的《产妇人科》上发表了受刺激下胎儿心率的观察记录的实验报告,还由日本的青春出版社出版了《婴儿的感受方法》的专著。小林登教授在1983年的《围产期医学》上发表过题为"母子相互作用的意义"的文章,还在日本的医学信息服务社出版了《孩子就是未来》的专著。夏山英在1983年的《围产期医学》上发表过超声波断层法观察记录的胎儿行动的文章。第二个分支是研究外界的声音传入子宫内的实验,为胎教的语音和音乐传到胎儿的可能性提供直接可靠的实验根据。第三个分支则是以井深大先生、千叶大学的多湖辉教授等人为首的幼儿开发协会的研究工作。参加这个协会的有科学家、医学家、教育学家,他们不仅开展遍布日本的一些胎教科学实验,而且还奔赴世界各国参观有关胎教的科研和实验,接触那些国家的一些超常儿,观察和测试这些智力超常儿的智力水平。对于促进世界性的胎教研究工作,起到了很大的推动作用。

(四) 国内胎教成果

古老而质朴的中国胎教的苏醒,是在国外的有关胎教研究和智力超常儿的新闻报道不断地传入中国被人们所注视以后发生的。中国所特有的"一对夫妻只生一个孩子"的计划生育政策,使城市里有文化知识的年轻夫妇深感人口质量的重要性。特别是他们领悟到产后生养的惟一的一个子女,健康和聪明的程度将会给孩子的一生带来如何深远的影响,促使他们在怎样养育子女上下工夫,以便使子女长大后能够在现代化的社会里具有竞争的能力。尤其是他们见到仅注意出生后长大到几岁才下资本(如买钢琴和请教师)的一些家庭,没有能够如愿以偿地把孩子培养成才,他们也就更容易相信国外有

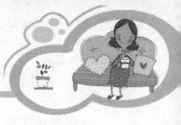

关胎教的事例报道。

正是在这样一个环境背景下,中国首先从民间、从家庭,开始尝试胎教。于是,在20世纪70年代以后,从民间开始的胎教和其成效的报道,逐渐在一些报刊发表。例如,辽宁的《妇女》杂志上曾介绍过一个4岁入小学读书,成绩优良的女孩,她的外祖父是位老中医,对她母亲进行胎教指导,使这个小女孩出生后,在体、智发育方面远远超过同龄的儿童,为尽快接受学校教育打下了良好的生理智能基础。又如胎教儿童津津,这个小孩4岁半就被武汉大学作为少年科技预备班的学员录取,是我国年龄最小的大学预备班的学生。

津津的父亲是个医生,他汲取了中国古老质朴的胎教学说中的科学成分,结合现代医学知识,对津津实施胎教。津津的父母一方面注意调节饮食:津津的母亲在孕期吃了许多含有高蛋白的食物,同时又吃适量的猕猴桃、梨、苹果、番茄、西瓜等含维生素多的水果;另一方面注意了环境优生的因素:他们选了一个山清水秀、空气新鲜的地方度假,并且注意调节心理和情绪,如阅读一些有趣而又轻松健康和令人愉快的小说,看一些轻松的有益的电视或电影。津津出生时体重为4千克,生下来时不哭,只是笑。正因为每天看他那津津有味的样子,大家才都叫他"小津津"。他长到6个月时,对近处的物体当人们用汉语或英语说出后,他能用眼睛指示出来或用手准确地指出来。到1岁时就知道自己身体的各部位,能指出脉搏、心脏的位置。到1岁半时能听懂一些英、汉常用语,认识英语字母表,数1至10的数,辨认16种不同的颜色。2岁半懂加减乘除和平方根等数学符号,3岁认万以内的数。到4岁半时能解某些初中一、二年级的数学难题。他的知识面很广,智商测定为140以上,超过了11岁年龄组的智商。

又如济南市胎教女婴蒋世瑾。她出生在一个普通家庭,她的父母亲在孩子出生前,从母亲的饮食上注意保证供给维生素多的水果和其他营养物,同时用录音机放在母亲的腹壁上给胎儿放音乐,另外轻轻拍打母亲的肚子,对胎儿讲话和讲故事。结果,孩子出生只有8天,就喊出了"妈妈"。满月时会叫爸爸、奶奶、姑姑,会数1、2、3、4、5,百日内认识了"鼻"、"耳"、"脸"等十多个字。

(五) 正确对待胎教

常常听到一些父母埋怨:"我们当初积极胎教,又是唱歌又是听音乐,忙活了半天也没有生出个神童来。"言语之间对胎教颇感失望。读者朋友,对于这个问题,我们应该怎样看待呢?

我们认为,任何父母都对孩子寄予一定的希望,这是很正常的。问题的关键在于上述这些父母对胎教抱有不切实际的奢望。要知道,胎教的目的只是使未出世的胎儿具有良好的遗传素质,为出生后的发展提供良好的条件。胎教不是孤立的,而是受诸多因素的影响和控制,每个人的身体各有差异,自身修养的水平不同,环境因素的影响不同,以及对胎教实施的程度不同等,这些都将导致胎教的不同结果。

因此,我们每个人都应从个人和家庭环境的具体情况出发,放弃对胎教的奢望,实事求是地看待胎教。这样,孕妇就不会感到失望,而只会使孕妇和家庭洋溢着幸福的满足感,孕妇胎教的产物——那个令人满意的孩子,也将在甜蜜无比的气氛中幸福健康地成长。

然而,在现实生活中能够正确地对待胎教,积极认真地准备胎教的人并不多,由此出现了有意胎教与无意胎教。那么,什么是有意胎教与无意胎教呢?

有意胎教是指有心思、有目的和有计划地在怀孕期间,采用某些

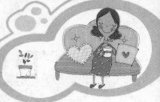

方法,创造某些条件,让孕妇和胎儿的身心得到调养。无意胎教是说没有特意采取某些方法、创造某些条件,但某些日常生活中的情况也能够使孕妇和胎儿的身心得到调养,在无意中产生有意的效果。事实上还是无意胎教所占的比例大。

有些孕妇虽然文化水平不高,甚至对胎教一无所知,也未曾有意地去创造某些条件,而是随心所欲,毫无胎教目的去实现自己的某种愿望与嗜好,在这尽情随便的生活当中却能意外地收到胎教的效果,生下的孩子同经过精心施以胎教者所生的孩子,在体质、智力等方面基本或完全一样,或更优于有意进行胎教者所生的子女。

在实际当中,由于孕妇的精神、意向、习惯、嗜好等,在成年以后已基本定型,即便是有意也较难在孕期内强行加以改变。这就需要在孕前多读一些有关胎教的书刊,增加文化知识,提高个人修养与文明程度,力争使无意胎教转变为有意胎教。虽然有的孕妇收到了"无心插柳柳成荫"的效果,但这里毕竟带有盲目性,不能和有意胎教相提并论。

(六)胎教话筒

人类在其历史进程中,不断地发现和认识事物的客观规律,同时又陷入新的迷茫。胎教也像谜一样使人困惑,随着社会的进步,人类不断地探索与研究,开始对它有所认识。当今,世界上许多学者对胎教产生了浓厚的兴趣,他们潜心研究,并精心设计了许多实验和仪器,胎教之谜正在被揭开。这里,我们献给读者的一件小礼物,是一种叫做"胎教话筒"的设备。孕妇把这种话筒放置在胎儿头部,让胎儿听着《秋夜》、《我将来到人间》等美妙的音乐,以中音量向胎儿一再重复"牛奶"、"鼻"、"吻"、"干"、"湿"等字词,胎儿在出生后,大都隐隐约约能懂得这些词的含意。这进一步证实了曾在母体子宫"聆听"的胎儿出生后,他们在与人们进行沟通时,情况总比一般婴儿为佳。中国专利局已授予国内首创的"胎教话筒"专利权。"胎教话筒"是现代胎教的又一发明,它的问世,使我们有可能直接对胎儿进行教育。

让我们再看一组科学家们的胎教实验:在某家医院的育婴室里,让120名正常的新生儿夜以继日、毫无间断地听一种复制的85分贝、每分钟72跳的正常心搏声,除每隔4小时送往母亲处喂奶这一短暂间断外,所有时间都在育婴室里。对照组的120名新生儿则放在另一间没有心搏声的育婴室里。4天后,听心搏声的新生儿70%增加了体重,而对照组的新生儿只33%增加了体重。对两个育婴室里新生儿哭叫的时间也进行了测算,听心搏声组新生儿哭叫时间占38%,而对照组的新生儿哭叫时间为60%。由于这两组新生儿的饮食没有很大差别,看来似乎是由于听心搏声的新生儿哭叫时间减少有助于他们增加体重。

这个实验,表面上是在测定新生儿对心搏声的反应,实际是在模拟胎儿在出生前所处的母体内环境,并力求探索胎儿对这个生前环境的感觉。毫无疑问,每一位母亲都有心搏声,而且这种节奏均匀的声音一刻不停地伴随着胎儿直到出生,因而我们有理由认为胎儿熟悉这声音,并有一定的习惯感或印象。

那么,胎儿学习的远期效果又如何呢?科学家们又对26名1岁半至4岁的孩子进行实验,把他们分成4组,一组睡在一间有每分钟72次正常心搏的二联搏动声的房中;一组睡在一间有每分钟72次由节拍器发出的单搏声的房中;一组睡在一间播放催眠曲的房中;一组睡在一间没有任何声音的房中。所有的孩子都轮流处在上述4种条件下,每种条件4个晚上,实验人员记录了使每个孩子入睡所需的时间。处在有心搏声条件下,孩子们入睡所需的时间大约是其余条件下的一半。在其余3种没有心搏声的条件下,孩子们入睡所需的时间是差不多的,往往是1小时或更多一些。因此,心搏声具有其他声音所达不到的效果,从而推断了胎儿学习的可能性,并得出以下推论:胎儿不仅具有一定的听力,而且具有记忆力。

(七)胎教的秘密

提起胎教,人们往往感到高深莫测,可望而不可即,其实胎教并不神秘。有喜了!这个消息给热切盼望中的父母带来无限的喜悦和希望,这些希望就是最朴素、最原始的胎教。"噢,这一定是一个最好的孩子。""眼睛像妈妈,嘴巴像爸爸,啊,肯定是一个漂亮孩子。"沉浸在美好愿望中的孕妇兴高采烈,容光焕发,在盼望和等待中度过了280天的孕期生活。当然,她一定会认为孕育中的胎儿是他们夫妻爱的结晶、生命的延续,是他们最心爱的宝宝。于是,她格外珍惜这次做母亲的机会,"慎起居、美环境、节饮食、戒酒浆",以其博大的母爱关注着胎儿的变化,守护着胎儿成长,这就是一种极好的自然胎教。相反,当准妈妈不接受怀孕的情感需要,不欢迎即将到来的小生命,不愿意为此付出代价、承担责任,或者是对怀孕持模棱两可的态度时,妊娠期的9个月对她和她的丈夫来说无疑是一场痛苦的折磨。她的妊娠反应将十分强烈,恶心呕吐,疲乏不适,焦躁不安。她将一天不停地指责她的丈夫,抱怨他造成的苦难,唠叨着自己的不幸。于是,这种心理上和生理上带来的恶性循环,也将作为一种自然胎教、一种不良的胎教传递给她的胎儿。显然,我们需要的是前一种胎教,并且在其自然胎教的基础上加以升华,充实一些科学的胎教内容,使之成为父母能够送给孩子的最珍贵的礼物。

古时候曾有这样一些说法，"喜欢经常打扫、清理房间的母亲会生下一个漂亮的女婴"，"看到失火会生下一个长红斑的男婴"等。这些说法虽然有些迷信色彩，但是也有它们的意义。比如："喜欢经常打扫、清理房间的母亲会生下一个漂亮的女婴"是告诉我们怀孕期间要适当活动，并保持好的心情。"看到失火会生下一个长红斑的男婴"这种说法是在提醒大家，孕妇受到过分的惊吓，或者过度兴奋会给胎儿带来不良影响。

我们不能不感叹古人的智慧。这些说法实在比直言不讳地说"怀孕时要适当活动，保持好心情"、"不可受到惊吓或者过度兴奋"等更容易让人接受。

由此可见，作为胎教的实践，任何人都能够做到，而且所有的人也都在有意和无意中自然地做着。胎教并不神秘，问题的关键在于每一个准妈妈是否具有高度的责任感和美好的愿望；是否能注意身心修养，保持良好的情绪；是否以极大的爱心对待生活，从中寻找美的感受，静静地等待着孩子的出生。老实说这些要求并不过分，每一个准妈妈都能够而且也应该做到。

二、胎教的作用

提到尚未露面的胎儿，准父母最大的愿望往往是"只要健康就行了"。那么，什么是健康的孩子呢？恐怕大多数人都会说：身体健康，发育正常。这样理解对吗？我们认为，这种看法未免失之偏颇。健康的含义并不仅是健壮的身体，只有同时具备健康的体魄和健康的心理的孩子，才能称为健康的孩子。所以在胎教过程中，我们除了努力开发智力，为其出生后智力的发展创造有利条件外，还应重视非智

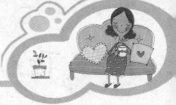

力心理品质的培养。孕妇的一言一行,一举一动都将对胎儿未来性格的形成产生潜移默化的影响。因此,准父母应担负起培养健康孩子的责任,在保证胎儿充足的营养、良好的环境及有益的胎教手段的同时,还应以积极乐观的态度对待生活,努力工作,奋发进取,使母腹中的胎儿充分感应到这种健康有益的心理环境,在其幼小的心灵打下一定的烙印,为日后身心的健康成长创造良好的条件。

（一）父亲的引导作用

我们先从人们熟知的莫扎特的事例谈起吧!莫扎特的父亲利奥波德是一位宫廷乐师,当时在镇上作为一个有才华的音乐教师而闻名。当他的女儿玛利安尼长到7岁时,他开始教她学弹洋琴(钢琴的前身),当时只有3岁的莫扎特常常在一旁观看姐姐弹琴,不知不觉地对音乐产生了极大兴趣。利奥波德注意到这个苗头后,对他进行了启蒙教育。莫扎特进步得非常快,5岁时在父母的指导下开始创作短曲,6岁时创作了钢琴协奏曲。最后他父亲放弃了自己的工作,把全部精力用于对儿子进行音乐教育。莫扎特从6岁起直到26岁在维也纳定居为止,利奥波德经常带他访问欧洲国家,出入宫廷,磨炼他的音乐才能。据说,在外出演奏旅行时,几乎从不住旅馆,而是在一辆带篷马车中练琴。莫扎特在这样的一种生活中不断地创作着出色的乐曲。

贝多芬的父亲约翰是宫廷乐团中的男高音歌手,贝多芬幼年时,社会上盛传着有关莫扎特神童的消息。他父亲决心让儿子也成为莫扎特一样的神童,开始对儿子进行音乐教育。但是贝多芬的音乐才能早期并不像莫扎特那么惊人,所以他父亲对他一直进行着严格教育,有时甚至像不讲理似的。不久,他的父亲已教不了儿子了,于是让他拜海顿和阿尔弗里希·贝格等一流音乐家为师,但是他们对其才能的评价很低,甚至断言他根本不可能成为一个作曲家。可是后来贝多芬却给人们留下了那么动听的音乐。如果没有他父亲那种异乎寻常的严格教育,也许就创作不出那么多的杰作。

但是,无论贝多芬或莫扎特,都不能把他们创作的许多伟大乐章看做是他们父亲硬性灌输的东西原封不动地在其身上的再现。我们认为,像其他表演艺术一样,通过早期教育可以比较理想地掌握音乐基础,只有这样,自己的音乐才能到时候会爆发性地一涌而出。有趣的是,迄今列举的早期教育成功事例,几乎全部是由父亲完成的。这样看来,在发展婴儿智力方面,父亲的作用和地位是可想而知的了。

(二)母亲的情绪作用

1976年7月28日凌晨,我国唐山市发生了一场毁灭性的大地震。这个意外灾难的降临,给该市的孕妇们带来了巨大的精神刺激。10年后,为了考察这场严重的自然灾害对当时正在母腹中的胎儿有无影响,某医学院的一位医生从市内几所小学中挑选了220名出生于1976年7月28日至1977年5月30日的儿童进行研究,其中206名儿童作为地震组。该组儿童的母亲在孕期均遭受过震灾。另外的14名是同期出生于外地,后来在唐山定居的,作为对照组。这批儿童的母亲在孕期身体健康,婴儿分娩时无产伤,以后也没有患过影响智力的疾病。

医生对他们进行了一次身体检查和智力测验。体检的结果两组没有大的差异,智力测验的结果以地震组的偏低些(地震组平均智商86.43,智商90以上者占36.4%;对照组平均智商91.95,智商90以上者占50.7%)。

又从两组中选出性别、学校、年级、父母职业及文化程度相同的24对儿童,对比结果,地震组平均智商为81.7,而对照组为93.1。从对比中发现,地震组与对照组的智商差别比较明显,这说明这场地震确实影响了胎儿的智力发育。

地震对人们的影响无疑是综合性的。当时,顷刻之间天崩地裂,房倒屋塌,亲人伤亡,财产损失,满目皆是凄惨景象。在地震组206名儿童的母亲中,87%以上在地震中失去了直系亲属。这种突然的、从未体验过的非常事件,给当时的孕妇造成了心灵上强烈的震撼和创伤,就必然会导致心理状态失衡,引起高度紧张和应激反应。时至今日,每当提起当年的大地震,仍会触痛这些母亲的心灵。由此也可以想见这种精神创伤严重与持久的程度。悲痛与忧伤长时间的影响,不但会直接成为对个体心理的致病因素,而且还会间接地影响胎儿的发育和成熟。因为受孕后胚胎即开始不断发育,尤其是大脑,从受孕到出生后一段时间内都处在发育之中。受孕2周时神经管开始形成,8周脑细胞开始增殖,28周时主要的脑沟、脑回开始形成并继续发育至细微结构的成熟。所以,母体在孕期内无论何时受到损害,尤其是精神上的创伤,都会对胎儿的神经系统发育带来不良影响。

在妊娠期间,胎儿当然不可能受到母亲直接教育,但是通过母亲的心理活动和情绪状态,间接地给胎儿的生长发育以影响,这已为现代科学和实践所证实。

孕妇的情绪和心理状态对胎儿的智力形成有直接的影响。孕妇的子宫好比是胎儿的天堂,未出世的胎儿不仅享受着最优惠的物质生活,而且享受着丰富多彩的精神生活。

孕妇如能经常听音乐,会提高胎儿对音乐的感受性,澳大利亚堪培拉产科大夫曾让35名孕妇每天按时来医院欣赏音乐,胎儿的神经系统得到良好的发育,这些胎儿出生后都体格健壮,智力优良,在气质上表现敏感;10年后,7名儿童获得音乐奖,2名成为舞蹈演员,其他学习成绩均为良好,无一人有不良行为。所以,准妈妈在怀孕期间,优良的环境和健康的情绪对未来婴儿的心理发展至关重要。

研究表明,积极的情绪可能增加血液中有利于健康的化学物质;而消极的情绪则可能会使血液中有害于神经和其他组织的化学成分增加。孕妇在情绪紧张的情况下,如在应激状态或焦虑状态中,能激发自主神经系统释放出一种叫乙酰胆碱的化学物质,从而促使糖皮质激素的分泌,而这种激素也随着血液通过胎盘进入胎儿体内,使胎儿也产生与母体一样的情绪特征。糖皮质激素对胚胎的发育具有明显的破坏作用,主要是阻碍胚胎中某些组织的联合,特别是怀孕早期(在3个月以内)正是胚胎中某些组织发育的敏感阶段,往往因糖皮质激素增加而引起胎儿的唇裂、腭裂等发育畸形。目前大量的科学资料表明,孕妇在恐惧、愤怒、烦躁、哀愁等消极情绪状态下,身体的各种功能都会发生明显变化,从而导致血液成分的改变,以致影响胎儿的身体和大脑的发育。

(三)母爱是胎教的开端

母爱是伟大的,母爱是世界上独一无二的,母爱的勇敢和奉献是令人惊叹的!

古往今来,人们不知运用了多少美妙动听的词语来歌颂母爱。然而,世界上任何语言在母爱面前都显得那样苍白无力。

母爱对于胎儿来说更是至关重要的。我们知道,是母亲以博大的爱,用自己的身体和血液孕育了胎儿。在280天的等待过程中,母亲倾听着胎儿的蠕动,关注着胎儿的成长,祈求着胎儿的平安,并积

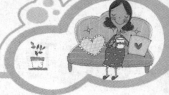

极地把爱付诸行动,用自己的心血精心周到地疼爱、照料着腹中的生命,增加营养,锻炼身体,避免有害因素的刺激,创造良好的孕育环境,施行胎教,最后又在痛苦中把胎儿降生到了人世间。

在整个孕育过程中,母亲的情感逐步得到爱的升华,产生出一种对胎儿健康成长极为重要的母子亲情。正是这种感情,使意识萌发中的胎儿捕捉到爱的信息,并转入胎教机制,为形成热爱生活、乐观向上的优良性格打下基础。

令人遗憾的是,在当今这个物质文明比较发达的世界里,有些年轻女性习惯以自我为中心,把胎儿作为自己的附属品,缺乏正确和足够的母爱。因此,这样的母亲往往接收不到来自腹内胎儿的信息,错过了与胎儿之间情感交流难得的时机。显然,这样的母亲是不可能孕育出一个具有爱心的孩子的。

因此,每一个准妈妈都应充分认识神秘的大自然交给自己的使命,在妊娠期每一天的活动中,倾注博大的母爱,仔细捕捉来自胎儿的每一个信息,母子之间进行亲切友好的交流,以一颗充满母爱的心,浇灌萌芽中的小生命。这就是我们所希望的胎教基础。

我们知道,人的性格是在其社会实践过程中逐步形成的。然而,"人之初"的心理体验为日后的性格形成打下了基础。母亲的子宫是胎儿的第一个环境,小生命在这个环境里的感受将直接影响到胎儿性格的形成和发展,如果这里充满和谐、温暖、慈爱的气氛,那么胎儿幼小的心灵将受到同化,意识到等待自己的那个世界是美好的,进而逐步形成了热爱生活、果断自信、活泼外向等优良性格的基础。反之,倘若夫妻生活不和谐,不美满,甚至充满了敌意和怨恨,或者是准妈妈不欢迎这个孩子,从心理上排斥、厌烦,那么胎儿就会痛苦地体验到周围这种冷漠、仇视的氛围,随之形成孤寂、自卑、多疑、怯弱、内

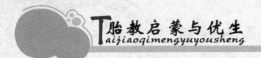

向等性格的基础。显然,这对胎儿的未来会产生不利影响。

因此,准父母应把握这一特点,为孩子一生的幸福着想,从一开始就尽力为腹内的小生命创造一个温暖、慈爱、优美的生活环境,使胎儿拥有一个健康美好的精神世界,使其良好性格的形成有一个好的开端。

（四）母亲对胎儿个性的影响

胎儿和新生儿的区别仅在于是否经过分娩这一过程,在母体内有爱动的胎儿,也有不爱动的胎儿;一旦出生之后立即就会发现他们在个性上的差别,有光睡觉的婴儿,有睁着眼睛张望的婴儿,也有手足乱动的婴儿,在哭泣方法上,既有像着了火似的大声号哭的婴儿,也有低声长时间哭泣的婴儿。随母体内环境和母子组合的不同,而各有所异,理应有个性。

布拉泽尔顿博士研究了一种叫做"新生儿行动评定法"的独特观察方法。他利用手电的光、哗啷棒(玩具)或通过抱、哄等各种行动来观察婴儿的反应快慢、强弱,注意力的持续程度,以及适应能力和精神稳定等有关个性的基本行动特征。

从博士的观察来看,即使在出生当天,有的婴儿就能紧紧盯住博士的眼睛。当博士上下左右转动自己的面孔时,婴儿也用眼睛进行追踪,有的看了一下马上就不追踪。有的婴儿很快就习惯于听那些讨厌的声音而沉沉入睡,也有的对外部的刺激十分敏感,总在哭泣。有的婴儿安抚一下就立即停止哭泣,有的若不抱在怀里摇晃一会儿就安静不下来……各有很大差别,令人吃惊。

当出院后回到家里,环境发生变化,一个月后再对同一婴儿进行观察,其结果又发生相当大的变化。例如,有的在出生后一周内,曾是一个很有持久力、情绪稳定的婴儿，但是在外婆家生活一个月，由于外婆和外公过分疼爱，其控制自己的能力就变弱，结果对外部刺激的反应也变得消极起来，常常可以见到类似的事例。日本的婴儿由于照顾比较周到，情绪非常稳定，注意力也很强。这恐怕是日本育儿文化的特征，很难说是好还是坏。在美国，很重视让婴儿掌握控制自己的能力。

另一个值得引起注意的是，20世纪70年代初期以前，一直将雌激素、黄体酮与雌激素的化合物用于防止流产。但现在，这些药物的安全性问题受到怀疑，因此已被禁止使用。在此以前，有流产征兆的孕妇，通常要摄取远比自身体内含量多得多的雌激素和黄体酮。禁止使用的原因是这些药物对身体有害，而且这些药物还具有给精神上造成不良影响的危险。

研究证明，如若对孕妇投以雌激素和黄体酮（或是其中之一），那么，所生的孩子具有明显的女性特点，如是女孩子，其特点更为明显；如是男孩子，则比普通的孩子懦弱，具有女性特点，且对父亲极少有攻击心理。

另一有趣的事实是，由于所服药量与行为有密切联系，所以同时注射了雌激素及黄体酮、雌激素化合物的孕妇所生的孩子，与只注射雌激素孕妇所生的孩子相比，前者更具女性特征。胎儿过分接受母体的特定激素，就会引起器官上的变化，使其特定性格发生变化，从而导致胎儿出现先天的性格变异。

这种先天的异常不仅表现为行为上的异常，如心神不宁、性格变异，而且还表现为缺乏男子气质或缺乏女子气质。

黄体酮和雌激素均为孕妇血液中的激素，其分泌量的多少取决于孕妇自主神经与中枢神经互换信号的平衡状态。而控制信号是孕妇的日常精神状态,即孕妇的思维、感觉、行为、言语。这样看来,婴儿出生之后就应有个性。而个性与母亲妊娠期间的环境、生活方式、身体状况等因素有密切关系。怀孕后,许多孕妇往往容易发懒,什么也不想干,什么也不愿想。于是有人认为,这是孕妇的特性,随她去好了。殊不知,这正是胎教学说的一大忌。

在前面的一些问题里,我们已经介绍了孕妇与胎儿之间的信息传递,胎儿能够感知母亲的思想。如果怀孕的母亲既不思考也不学习,胎儿也会深受感染,变得懒惰起来。显然,这对于胎儿的大脑发育是极为不利的。而倘若母亲始终保持着旺盛的求知欲,则可使胎儿不断接受刺激,促进大脑神经细胞的发育。

因此,孕妇要从自己做起,勤于动脑,勇于探索,在工作上积极进取,努力创造出第一流的成绩。在生活中注意观察,把自己看到、听到的事物通过视觉和听觉传递给胎儿。要拥有浓厚的生活情趣,凡事都要问个为什么,不断探索新的问题。对于不理解的问题可以到图书馆查阅资料或请教有关专家,弄清根蒂。总之,孕妇要始终保持强烈的求知欲和好学心,充分调动自己的思维活动,使胎儿受到良好的教育。

三、胎儿的感知

(一)胎儿对光线的感受

(1)胎儿在子宫黑暗的"床"上才能安心生活:在母亲腹中的胎儿具有何种潜力或能力呢?首先,要解释胎儿"看"的能力。我们成人平常连睡午觉时也会关灯、拉下窗帘,使屋内变暗,如此才能使心情

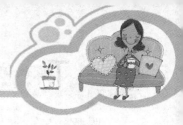

稳定而安然入眠。同样,胎儿也是如此。

这时,也许有人会问:"腹中的胎儿是否可以看到明或暗?"为了调查胎儿对外界的光线会有何反应,科学家用猴子做了个实验。对怀孕中母猴的腹部持续照射强光,结果发现胎猴会讨厌光线、心情急躁。而人类与猴子在胎儿时期的能力并无太大差异,由此可知,人类胎儿也会对光线产生敏感反应。

曾有这样的实验,就是在母亲腹部紧贴着以幻灯片所使用的 30 万烛光的照明持续照射,要测出灯光之亮度有多少? 也就是要研究调查——母亲的腹壁究竟可让多少光线通过? 实验结果显示:母亲腹壁虽只有 5 厘米厚,但 30 万烛光之光线,透过腹壁再传达给胎儿时,却变成 30 烛光的光线了。

夏天黄昏的亮度约 2 万烛光,晚上 8 点左右约 500 烛光。比起这些,30 烛光的亮度已达阴暗状态。在自然生活界中,30 万烛光的亮度几乎是不存在的。所以即使有极强的人工照明照射腹皮,但因有母亲厚腹壁的保护,胎儿也感受不到。

因此,10 个月的怀孕期间,胎儿可说都是在这种黑暗但却安定的环境中平静、放心地成长。既然如此,母亲为了提供给胎儿一个舒适的"床",是否需要特别注意明暗方面的事,答案是否定的。虽然胎儿在黑暗的环境中,但他仍能感受到明亮的程度。

我们发现初生婴儿,有时会有皱眉、闭眼,或转头这类动作出现,这是因为他原本是在黑暗的子宫中,突然到了一个亮的地方,觉得刺眼所表现出来的。

在 10 个月的怀孕期间,胎儿生活在母亲子宫所谓的"暗床"中,诞生时,一下子遭遇到强烈的光线,无怪乎会皱眉。所以也有研究报告指出:应把分娩时的照明光线变得稍暗,这样可以让初生儿慢慢睁开眼睛。

(2)胎儿是经过母亲大脑来区别白昼和黑夜的:在黑暗中成长的胎儿是如何感觉明暗程度的呢?事实上,母亲对外界之明暗所产生的感觉,胎儿就会因此而有所反应。所以母亲觉得刺眼时,胎儿也一样会感到刺眼。这表示母亲眼睛所见、所感觉的事物,皆会传达给胎儿。下面就把胎儿眼睛的发育情形稍做介绍。

胎儿眼睛的视网膜是在受精约4周后就已成形,视力在怀孕第7个月左右就会产生。从这时期开始,胎儿就能感觉来自外界的明暗。虽然如此,但胎儿并未睁开双眼去看,而是用脑子去感觉。胎儿和母亲的脑,是经过脐带而紧紧地联结在一起的,所以母亲所感觉的事,也能直接传达给胎儿。

在胎儿的脑功能中,能感觉明暗的能力,是由于脑中"松果体"制造出的叫做"松果腺素"的激素作用所造成的。它的特性是眼睛接触亮光激素会减少,接触到暗的就增加。这种作用也会经由胎盘而传到胎儿脑中,也就是当母亲觉得亮时,她脑中松果腺素就会减少,这状态会直接传至胎儿脑中;母亲觉得暗时,脑中松果腺素的激素就会增加,又会把这信号传至胎儿脑中。所以,胎儿虽无法直接感受到外来的光线,但由于激素或增或减的作用,胎儿间接感觉到明暗的程度。而且由于这种激素作用的关系,胎儿会在脑中记忆下来,而能分别白昼和黑夜。

(3)母亲规律的生活有助于胎儿脑力的启发:胎儿在黑暗的子宫中,有感应光线明暗的能力,所以身为母亲者,必须特别注意自己的生活方式。假如母亲经常过着昼寝夜不眠、晨昏颠倒的生活,胎儿会感到烦躁不安。

人类生活有"日落而息"的生物性规律,此现象称为"生物时钟"。

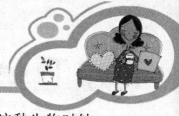

遇暗,则就寝;遇亮,就会清醒。如何在胎儿脑中种植这种生物时钟,就要靠母亲在妊娠期间的规律生活。例如,母亲在妊娠期间持续着早睡早起的规律性生活,胎儿也能获得有规律的正常生活。据说,早睡早起的儿童,比其他一般的小孩更为健康、活泼。相反的,若母亲持续过着昼寝夜不眠的夜行性生活,也会严重影响到胎儿脑部的成长,而使之产生纷乱现象。也许,还会因此而产生和正常生活完全相反的——夜行性记忆。

据说,非洲乌干达的婴儿出生后马上会微笑,2 天后不需父母帮忙就能坐,6~7 周时就会自己爬行或挺坐。反观欧美或东方国家的婴儿,至少要在出生 2 个月后才会笑,5 个月后才会坐。因此,乌干达与先进国家婴儿成长速度之差异,必然是母亲的生活差异所引起的。乌干达的这种自然生活方式当然会带给胎儿良好的影响,也会加速出生后婴儿各种能力的发达。

(二)胎儿对声音的反应

(1)4 个月大的胎儿开始会倾听各种声音:人们经常可以看到一些孕妇轻抚自己的大肚子,温柔地对着胎儿说话,令人大为感动。

胎儿生长至 6 周左右,耳朵已逐渐形成。先是半规管,其次是外耳、中耳及内耳等重要部分。到了第 4 个月,胎儿的脑就会形成,此时的胎儿会把声音当做一种感觉。进入第 5 个月会完成内耳部分的蜗管,它具有传达声音的作用,此时胎儿耳朵的构造已和成人相差无几了。

胎儿拥有何种程度的听力?科学家用猴子做实验。在母猴腹中胎儿的耳部装置高感度的麦克风,然后观察它对集中在麦克风的声音有何反应?结果发现,声调高的声音虽被消灭,但这声音却能真切地传至胎儿脑中。而我们知道，人类与猴子在胎儿时期脑部所具有的感应能力并无太大差异。所以，人类胎儿与猴类胎儿一样，在胎内都拥有相当强的听力。

而区别声音种类的能力，也会随着脑部发育的情形而逐渐产生。至8个月时，也会完成区别声音音调及强弱所必要的神经。然而，听高强度声音的能力也会随着胎儿生长而逐渐完善。当外界产生了500赫兹的声音时，胎儿心音变化的比例，在8个月时已达80%，至出生前更达到100%。此时，胎儿已能分辨出200赫兹和1 000赫兹声音之间的差异。而随着胎儿的不断成长，他耳朵的各种功能也会继续不断地生长、发育。

（2）母亲的呵斥声对胎儿有害：胎儿的听觉是透过母亲腹壁的脂肪、子宫的羊水，才接收到的。所以，高音传至胎儿大脑时会变得低而小，这与潜水时外界的声音会变低变小的情形相类似，专家称这种现象为"高域减衰"。

声音的高度是以赫兹，也就是周波数表示，它代表的是音波的振动次数。1 000赫兹是指在1秒钟会振动1 000次传达声音的振动数。一般女高音的声音相当于2 500～3 000赫兹，这种周波数已相当高。

虽然胎儿对高音的听觉较差，3 000赫兹以上的声音是听不到的。但由于声音会经母亲的腹壁或羊水而变低，所以一般声音胎儿都可听得到。胎儿也有他所喜欢的声音高度，即介于200～1 000赫兹之间的声音高度，这音高程度刚好和母亲说话的声音一致，胎儿不但听得清楚，而且觉得很舒服。

以下是一个研究胎儿听觉的实验。据说，有一次日本国立冈山医院的山内逸郎医学博士一下子喝了好几百毫升的啤酒，然后吞下

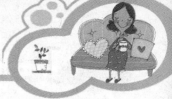

一个涂满奶油的小型麦克风。此时他胃中的啤酒和奶油一起溶化，水分也产生了黏性，形成了和有丰富羊水的子宫同样的状态。并且腹中的小型麦克风还录下了水面电视或唱片的音乐。

此实验显示，虽在胃中，声音仍可精确地传达，虽高音会变低，但除了音高外，声音的其他变化几乎不大，故说明声音可精确地传达到胎儿耳中。

这也表示虽不知道语言含义，胎儿却能依母亲声音的强弱，敏锐地去感觉。而且胎儿生长至 5 个月，就会开始记忆母亲的声音，因此为了胎儿，母亲应时常耐心、温柔地对着胎儿说话。

（3）5 个月大的胎儿会记忆母亲的声音：在前面已提过，胎儿喜欢和母亲语言相同的声音。因为胎儿生长至 4 个月左右时，会在脑中记忆声音。随着不断的成长，胎儿逐渐能记忆各类声音。到第 5 个月，就能记忆一些经常听到的母亲声音。这声音也会经由母亲的骨、皮肤或身体变成一种振动，传达给胎儿。

有人曾做过这样的实验，把刚出生的小猴带离母亲身旁，个别饲养。经过 200 多天，再把小猴放入母猴群中，它却能马上认出自己的母亲，这也许就是因为它记忆了在胎内所听到的母亲声音的缘故。

人类胎儿亦如此。婴儿在胎内就记忆了母亲的声音，并因此有了舒服安全的感觉，人们常说"母子连心"，应该就是这个道理。

当然，胎儿并非只能记忆母亲的声音。如果让妊娠中的母亲持续听其他的声音，胎儿也能明确地记忆下来。另外，我们也鼓励父亲多跟胎儿说话，以增进彼此间的亲情。像这种妊娠中的声音"制造记忆"，对往后的教育一定很有帮助。

（4）胎儿喜欢鸟鸣声或风吹动的"自然音"：胎儿对母亲温柔的话语及母亲心脏的跳动，也会觉得安心、舒服。但胎儿并非每天都可听

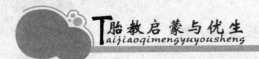

到如此美好的声音,而且他也无法随自己的喜好去选择声音。例如,汽车噪声、电视机杂音、人声或音乐等,胎儿都毫无选择地全部接收,其中有有利于胎儿的舒服声音,也有不利于胎儿的嘈杂声音。

有些母亲会对"婴儿有声音的喜好"这问题产生怀疑。其实生长至7个月的胎儿,区别声音的能力会逐渐增强。有种测验胎儿听力的方法,称为"听觉性诱发电位",也就是用电波的变化来观察胎儿对声音的反应。从第31周开始,把测定结果做成图表,则脑波变化的图表会突变为复杂,这表示胎儿会对各种不同的声音,做出各种不同的反应。当然也有个别差异。胎儿喜欢的声音除了母语和心音外,其他如鸟鸣声、大自然的风声,以及轻柔安静的乐音,都是胎儿所喜欢的。但对摩托车的引擎声、汽车的噪声或闹钟的铃声等,一般而言,成人会觉得嘈杂的声音,胎儿也会讨厌。

(5)若胎儿听到他不喜欢的声音则会情绪不安:不好的声音对胎儿的成长有相当不好的影响。这已由猴子身上得到证实。

让妊娠中的母猴经常听数次急促的门铃声,使胎猴产生记忆,待小猴出生后,即使听到同样的声音也丝毫不觉吃惊。表面上虽安然无事,其实它大脑的功能或性格方面已有被扭曲的可能性。因在胎内,它是伴随着噪声而成长的,出生后会觉得无安全感,有强烈情绪不安的反应。

胎儿对母亲的声音,会有非常敏感的反应。如果母亲有歇斯底里的情形,那么胎儿的血压会呈剧烈上下波动状态,有时甚至会引起贫血,由此亦可能生出情绪不安的宝宝。这种声音效果与脑波有密切的关系。

人脑一直在不断地发出脑波。清醒时的脑波有 α 波和 β 波两种。脑部轻松时,会发出 α 波;紧张时,则发出 β 波。在 β 波状态时的脑波,会分泌各种激素,使 β 波转变为 α 波,产生让胎儿听觉舒服的声音。但产生 β 波的同时,脑部会停止生长,并分泌出一种叫"脑啡呔"的激素,阻碍脑细胞的分化。

研究报告指出,胎儿喜欢"动摇"性质的声音。这种动摇会使听者的脑波变为 α 波。在动摇开始时,组合自然的规律变化,如河川溪水的流动、鸟叫声等,就可让胎儿去感受或想象:"什么是动摇?"同样地在音乐方面胎儿也喜欢动摇性强的音乐,如莫扎特、贝多芬等动摇性强,且旋律优美的古典音乐。另外,乐器方面的弦乐器,动摇的性质也许更高。

胎儿对于一切声音都没有选择的能力,所以如何给胎儿舒服的声音,是母亲应特别注意之事。

(三)胎儿有良好的记忆

一个有趣的实验:研究人员录制"秋风扶杖摇,飒飒落叶遍地飘,猫儿追逐跳"一句话,并将录音带交给孕妇,请她每天听录音 2 次,每次 3 分钟。这句话有一种日常讲话和音乐所没有的独特韵律,使胎儿反复受到这种声音的刺激。婴儿出生后 2~6 天,对在母亲体内听过此句的婴儿和未听到此句的婴儿进行测验,看两组婴儿听后产生什么反应,观察指标是记录婴儿的心脏跳动次数。结果发现了一种十分有趣的现象。在胎儿期从未听过此句的婴儿,听了这种录音带后都表现出不安的反应;而在胎儿期反复听到上述句子的婴儿,再听到此句时反应比较稳定,而听到其他句子时则显示出强烈的不安反应。可见,婴儿能够把在母体内一直听过的句子同其他相似而又不同的句子准确地区别开来。

已故的前苏联著名提琴家昂尼德·科根曾讲过他自己的一段有

趣经历：他决定在一次音乐会上演奏前苏联作曲家创作的新乐曲，在他妻子的伴奏下曾短期练习过这首乐曲。当时，正值他的妻子临近产期，不久生了一个儿子。儿子长到4岁便学会了拉提琴，有一天，他突然奏出了一支从来没有教过他的乐曲旋律，正是那次音乐会上演奏的乐曲。那支乐曲仅在那次音乐会上演奏过一次，后来未再演奏过，亦未灌制成唱片。他的儿子出生以来也没有听过那支乐曲，这实在是不可思议的记忆。还有不少类似的报道，都从不同的角度反映了胎儿已具有惊人的能力，不仅有感觉，而且有"记忆"。

西德医生、催眠疗法的先驱人物保罗·比库博士，治疗过一位男性患者。这位患者的情况，清楚地证明了胎儿期的潜在记忆对人的一生将产生巨大的影响。这位患者遭受剧烈不安时，全身常出现暂时性发热感。

为查明原因，比库博士将患者引入睡眠状态。于是这位患者渐渐回忆到胎儿时期，回想起当时发生的重大事情。他在讲述胎儿7个月以前的情况时，语调平缓，神情自若。当开始讲述其后的情况时，突然嘴角僵硬，浑身颤抖，身体发高热，露出惊惧的神色。显而易见，这位患者回忆起了导致他出现这一症状的胎儿时期的体验。然而其原因何在呢？数周后，比库博士走访了这位患者的母亲。据患者的母亲说，当她妊娠7个月后曾洗过热水浴，试图堕胎。

在出生前数月内，胎儿的行为渐趋复杂、成熟，这是因为迅速增大的记忆储存促进了自我形成，并开始引导胎儿行为的发展。

在某一阶段内，人的对立情绪皆起源于记忆，不管这一记忆是有意识的，还是无意识的。譬如，比库博士所治疗的这位男患者，在他的记忆中并未储存不安的发生源，但从其发生源中产生的恐惧却并未因此而销声匿迹。因为20年来，胎儿期的深刻记忆一直潜在地支

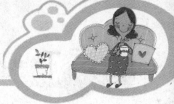

配着这一患者的行为。每个人都有自己所忘却的记忆,而且这种记忆正在无意识地对人们的一生产生着巨大影响。

（1）胎儿脑部的记忆装置从4个月后开始启动:作家三岛曾表示,他清楚记得自己经过母亲黑暗产道而出生的情形。从科学的观点来说,三岛所说的绝非夸大其词,因为胎儿已有记忆力。以下列举几个例子。

有个人为了要治疗"羊癫疯",就开刀把"大脑海马细胞"割除,结果反而患了健忘症。问他手术前及一年以内发生的事,他已全无记忆。但奇怪的是,一年以前的事却完全记得,测验智能的结果也很正常。因此,"海马细胞"可以说是支配我们记忆力的器官,且它在妊娠4个月时就已形成。所以前面所说三岛的例子,在理论上来讲,绝对有可能。

（2）母亲情绪对胎儿的影响:妊娠中母亲的心情,应经常保持平静的状态,如试着去欣赏旋律优美的轻音乐,也能增进胎儿的记忆能力。但反过来说,虽常听音乐,但又常和先生吵架,这样也会让胎儿感到不安,对胎儿的记忆力有很坏的影响。

我们已知道,人的记忆中枢中的"海马"部分是在妊娠4个月时就已完成,虽有此"记忆装置",但到底有无记忆的可能性呢?对于这个问题,需对记忆与激素之间的关系稍作说明。

在制造记忆海马的部分活动的激素中,有一种叫做生长抑素的激素成分,它和成长激素对抗着,并支配着脑的激素。在"海马"中是属于最活跃的,且和"记忆"有着密切的关系。

科学家们以猴类胎儿作为实验,把胎猴直接由母腹中取出,然后马上剖开猴脑测定激素,发现胎猴的"海马"中含有生长抑素的成分。由此可知,从母亲腹中开始,胎儿即具有某种记忆。事实上,已有实验证明了生长抑素这种激素与患有痴呆症的老人之间有着非常有趣的关系。

患有痴呆症的老人，其大脑中的某些部分已遭破坏，而且只有微量生长抑素。我们虽不了解老年痴呆症的形成原因，也不清楚为什么生长抑素会少，不过这是可当做证明记忆和生长抑素间关系性的证据之一。但是，痴呆老人是因为"疾病"才不会产生生长抑素。而这种激素的恶化，却不一定是因为生病的关系，如胎儿时期的不快感觉等，这时就产生了胰岛素或其他对抗生长抑素的激素。

要特别注意的是，当脑产生了严重不安、不快、恐惧……感觉时，生长抑素的产生也会被抑制，当然，记忆的作用也会减弱。如母亲异常兴奋或不安时，胎儿都会有同感。所以母亲的精神状态呈负面反应时，胎儿的记忆力将受到阻碍。例如，有位母亲因丈夫飞机失事死亡而悲伤过度，心情不能恢复正常。此时腹中的胎儿因接收到母亲传来的冲击，而产生生长抑素的受抑制，胎儿的记忆力也会受到抑制。所以，为了将来的孩子着想，母亲无论如何都应尽快恢复正常的精神状态，特别是在妊娠4～7个月期间。

（3）母亲温柔会输入胎儿的记忆之中：妊娠中的母亲，对在腹中的胎儿温柔地说话时，这种温柔的声音能完全存储在胎儿的记忆之中。情绪方面，也带来很好的影响。

在此要对记忆行为的流程做简单的说明。首先，明暗、声音、气味、触感……从身体各部位进入的刺激会先集中在大脑的"海马"部分，然后为了要记忆，这些资讯会移到脑的其他地方去，这个地方就是"联合野"。"联合野"分为头顶合野、前头合野及侧头合野三部分。记忆则会触及其中的侧头合野部分。

那么，要如何促进记忆呢？答案是蓄积同样的刺激即可，如有看

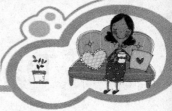

过所谓森林的记忆,当再度来到森林时,这种刺激会变成资讯经过脑中,再提出以前所看过森林的记忆,这整个过程都是"海马"所支配的。

然而,"海马"的功能、任务并不只是传达资讯而已,它还能将这些资讯予以过滤,再做选择。因为进入"海马"的资讯数量相当庞大,对我们人类而言,不可能把所有资讯全部记忆下来,所以必须有所选择。而"海马"是所谓忘却之海中的指令塔,具有判断资讯的能力,认为可以留下的,才将它移至合野中当做记忆留下。所以,对胎儿而言,母亲应尽量提供给他们愉快的、安心的、喜悦的……好的资讯。

(四) 胎儿的情绪变化

(1)胎儿会以踢母腹来表示他对生命的保护:有的母亲为了一点不愉快的事就生气,或闷不吭声,遇有不快的感觉就会发脾气,这种情绪反应时也能感觉出胎儿愉快或不愉快。比如受孕后 2～3 个月,母亲有时可明显感觉胎儿在腹中的踢腿动作。这是因为胎儿由于某种原因而感到不安或不愉快,所以借由踢腹的行为,想把这种感觉传达给母亲。

有时,母亲以仰卧的姿势躺下时,因腹主动脉被子宫压迫,而产生血液循环不良的缺氧状态;此时,胎儿为了传达给母亲他这种痛苦的信号,就会以持续激烈的踢腹动作,来转达他这种生命危机。

因此,当母亲接收到来自胎儿的某种信号时,就该仔细想想是否有任何能引起胎儿痛苦的事情发生。如仰卧时胎儿踢腹,母亲就该马上把姿势改为侧卧。

不过,胎儿不只是在痛苦时会踢腹,其实当他觉得有舒服的满足感时也会踢腹。但是这时的信号,与觉得不快时不同,不但踢得温

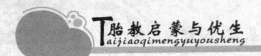

和,而且有节奏,有如旋律轻快的美妙音乐一样!然而,除了母亲,没有任何人可以知道的。

(2)14周后胎儿会产生快乐或不快乐的情绪:那么,这是否表示胎儿已产生"心"了呢?答案是否定的。脑子尚在发育的胎儿,是没有和成人一样的"心"的。但由第14周开始,就能形成快乐、不快乐、不安等,姑且称之为"心"的因素,也就是会在脑中形成所谓"大脑边缘系"的部分。而胎儿欲求获得满足的一切基准就决定于此。所以,胎儿"心的因素"部分,也被称为"欲求之心"。如果欲求得到满足,就有快感;没被满足,则有不快感,不快感升高则感不安,不安升高就变成愤怒。所以,为了要获得欲求之满足,胎儿就会以踢母腹来发出信号。

支配这种单纯而本能的心是脑的"大脑边缘系"。婴儿的快感或不快感等心态,在学术上称为"情动"。有关"大脑边缘系",这是一个所有在陆上生活的脊椎动物都具备的重要部分。和婴儿一样,胎儿"心的原因",也就是欲求之心,是非常单纯的。他是为了保护自己的生命才会拼命地利用小小的"心的因素",做出本能性的踢腹动作。

胎儿的这类活动,表示他由单纯的"心的因素"已逐渐形成具有高性能的脑。这种脑就是包围着大脑边缘系周围的所谓"大脑新皮质"部分,也就是会感觉和表示喜悦或悲伤的脑。简言之,这部分可分为运动、感觉和思考三部分。"大脑新皮质"在胎内时期会逐渐生长发育,但要在出生后才会整个完成。

(3)母亲的喜悦或情爱对胎儿大有帮助:胎儿从受孕到约30周(8个月)的妊娠后期,"心的因素"就会逐渐接近"心"的完成。

在十几年前,妇产医院就开始能以超声波诊断装置,非常容易地从母亲腹部外面,用肉眼去看以前所无法看见的胎儿形状或动作。

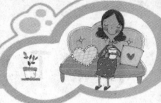

医生在替孕妇做检查时,都会尽量利用超声波让母亲看看胎儿的情形。而胎儿好像也知道在看他似的,在羊水中心脏不停地跳动着,而看到这种情形后,母亲也都会因此而感动!

曾有一位孕妇因怀疑"破水"而哭泣,此时,胎儿明显地表现出不安。一样是哭,可是哭的情况不同,因高兴而泣时,胎儿的动作很明显地有所不同。另外一个例子,有位母亲在结婚后第10年终于怀孕。从超音波的显示屏上看到胎儿的活动情形,母亲于是忍不住感动得哭了!此时的胎儿只是持续做着从容而较缓慢的动作,并不会像因不安而哭泣的母亲的情况那样,不会出现用手脚挣扎的特别动作。

由此可知,母亲因不安、恐惧而产生的大冲击会袭击胎儿,使胎儿的动作变得特别不规则。当母亲因高兴而哭泣时,胎儿的动作变得不但有节奏,有韵律,且自由自在。这也就表明到了妊娠后期,胎儿不只是能表示快感或不快感,也有能力充分地了解到母亲的喜悦或情感。所以,妊娠已过30周的母亲,要知道胎儿已开始有"心"的雏形,因此要经常把慈爱的感情投注于胎儿,如此才可促进培养胎儿"心"的发育与形成。

(4)胎儿在接近分娩日期时,就会用自己的意志来舔手指:胎儿从妊娠10周以后就开始有舔手指的行为,而过了4个月可观察到和从前不一样的舔法。4个月以前的舔法,是在手偶尔碰触到口时会反射性的吸吮而已,与为了吸而吸的这种意志性行为是完全不同的。到了17周,胎儿的所谓脑的运动中枢会开始活动。19周时,即会很专心地吸吮放在口中的手指,或有想要去寻找手指的意识。到20周时,会开始用唇或舌舔手……以后随着时间的推移,胎儿会做出更为复杂的动作。

胎儿舔手指的动作渐渐变得复杂,当然跟脑的发达有关。最初

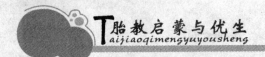
为了偶然的碰触才舔的这种反射性动作,是脊髓的作用造成的,而这也确实属于低等动物的行为。因在4个月以前,胎儿是和只用脊髓活动的脊椎动物一样的。但是,随着在胎内的日期增加,小脑会发达,大脑新皮质部分也会成长,接着会用中枢神经来支配,渐渐地就由低等动物进化到哺乳类、灵长类阶段,直到具有意志力"人"的阶段。不过,在胎儿时期,"心"或"感情"都只是自己能活动手脚的程度而已,意欲或创造等能力则要等到5～6岁,大脑额叶发达时才有。

(五)胎儿对有害因素的反应

人类的脑,是用神经胶质细胞来做保护,但胎儿的这部分尚未充分发达,也就没有形成保护的关卡。因此,假若母亲摄取了烟、酒、药物、毒品……有害物的话,就会经胎盘直接传送到胎儿大脑去,就会有流产,或其他可怕的结果发生。

(1)母亲喝醉胎儿也会醉:临床上证明,只要持续每天喝约300毫升的酒,出生的婴儿有10％会变成"胎儿性酒精症候群",如果是喝600毫升的话,则有高达20％的几率。

酒精对胎儿脑部的发育,有各种坏的影响。从妊娠初期到中期,胎儿脑部会产生大脑皮质。它是由第1层到第6层。一般都是从最里面的第6层开始发育,然后按照顺序第5层、第4层,最后产生最外面的第1层。通常在妊娠第4个月时开始产生第6层,而在7个半月左右会全部完成。但如受到酒精的影响,发育顺序会产生异常现象。如第5、6层已完成,但掌握高等动作的第1～3层,却没充分发育。这是以老鼠做实验所得到的证明。

在大脑皮质中的额叶,是与思考和判断有关的部分。母亲患了酒精依赖症,而使胎儿额叶没正常发育的话,会影响到婴儿的智力

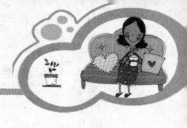

发展。

至于多量饮酒有何危险这个问题。1984年美国曾有报告指出，出现患有胎儿性酒精症候群婴儿的比例，一般的情形，在1 000个婴儿中平均有0.5～3.1人；若母亲多量饮酒的话，在1 000名婴儿中就有24～29人之多。所以，饮酒的母亲使婴儿带着缺陷出生的几率很大。孕妇每天喝3小瓶啤酒或3杯葡萄酒的话，胎儿的死亡率是完全不喝者的2倍，流产率也有3倍之多。

烟害也是相当可怕的。现在有许多年轻的女性是爱烟族，她们的婴儿患"新生儿突死症"的比例也相当高。因为香烟中的尼古丁会经胎盘进入胎儿的脑部，而阻碍了支配脑部呼吸部位的发育，导致出生后即会突发呼吸障碍，并造成生命的危险。而且尼古丁会使血管变脆弱、胎儿的血液循环恶化，而发育不良，甚至心脏发育异常。另外，抽烟且服用避孕药的女性，以平均10万个婴儿来算的话，如母亲在45岁以上，则婴儿的死亡数是180个；母亲35～45岁者，则婴儿死亡50个。可见，抽烟会带给胎儿非常严重的伤害。

此外，毒品也是危险物，如以白鼠做实验，令它吸食毒品后，发现其脑只变为原来的一半大小。因在脑中自然含着所谓吗啡的毒素，它会抑制脑部的发育。

（2）母亲感冒，胎儿也会感冒：如果母亲患了病毒性感冒发热不退时，一定要按医生处方服药，绝不可随意用药治疗。药物中的化学物质会影响到胎儿的成长。

（3）母亲感染，胎儿也会感染：令人闻之色变的强性病毒，要算是艾滋病病毒了。母亲若感染艾滋病，胎儿也会以50％～60％的高几率感染，出生2个月后即会发病，且死亡率很高。另外，母亲在妊娠中或妊娠前患了乙型肝炎、疱疹等疾病，则分娩经产道时也会感染给胎儿。

越战时，美国从空中撒下大量的枯叶剂，使得许多不幸的婴儿患有癌症和畸形，出现了许多双头、单眼、无脑、小头、无眼、连体残障儿。

在日本也发生过所谓胎儿性水俣病的悲惨例子。那是母亲体内的有机水银溶化在胎儿脑中的神经细胞，于是产生了很多语言障碍和视野狭窄的残障儿。

这种人为制造的毒物，袭击了胎儿的脑、神经、心脏、眼睛、耳、口、手脚等，各器官会停止成长，也不会正常发育，甚至导致胎儿死亡。

1986 年苏联核能发电厂事故，不只乌克兰或欧洲而已，连日本的牛奶、蔬菜及茶也被放射性物质污染。放射性物质经由食物进入人体后，除了会经呼吸而渐渐地小量排出外，其他皆不会从体内排出。若为女性，则这种放射性物质进入卵巢后，会对卵子发生作用而影响到胎儿。

常有许多女性不晓得自己已进入妊娠初期，而接收了许多放射性物质，如 X 线照射等，这对胎儿来说是非常危险的。因此，女性们应记录基础体温表，并多多注意自己的生理状况。

(4)胎儿生病也能得到治疗：现在，随着胎儿诊断技术的快速进步，在胎儿期发现异常的例子也就越来越多。譬如，以胎儿的细胞或胎盘的某部组织，来检查染色体、基因或酵素是否正常；也可用超声波来发现胎儿手脚的异常，然后决定是不是该做人工流产的问题。

在胎儿的治疗中，最常见的是胎儿水肿的治疗。1985 年，日本的九州大学医学院，首次成功地对低蛋白症的胎儿注射一种名叫白朊的蛋白质。

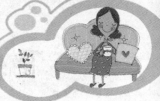

最近,日本大阪的国立循环疾病中心也首次成功地利用外科手术治疗胎儿尿路阻塞,这种外科手术在欧美已有几十个成功的例子。该医疗中心还成功地治疗了妊娠第 24 周胎儿的癌症,对产生在胎颈部的癌细胞注射抗癌药,产后再以手术把患部切除。

（六）胎儿也会做梦

梦,既非随意所为的,也非自然形成的,而是因某种原因而产生的现象。妊娠女性的梦大都是因本人无意识地畏惧分娩而形成的,梦见过自己遭受不安的孕妇,往往分娩时间较短,分娩顺利。据最近的调查表明,梦是孕妇处理不安的一种便利方法。

孕妇做梦,与我们通常所做的梦一样,往往同其觉醒状态下的情绪或思维活动有关。妊娠女性做梦时,常梦见自己与胎儿的关系处于一种紧张的状态之中。

现举一个我们负责诊查患者的例子。据这位孕妇说,她在自然流产的前一天晚上,曾梦见自己在梦中喊叫:"我要出去！让我出去！"那一夜,她喊叫了许多次,而且每次喊叫都从梦中惊醒,她确信那一定是由于腹中的胎儿通过自己的躯体在向她呼喊的缘故。

另举一个患者的例子。这位患者与那位患者的情况不同,但其胎儿不断向母亲发出信息这一点却是一致的。据说这位孕妇在进入妊娠后期时,曾做过有关阵痛的梦。妊娠期间,她身体和精神均正常,而且从其病历及心理学的诊断结果来看,也无早产症候,但此后她又多次做过有关阵痛的梦。于是,她觉得一定是有什么原因,便开始做分娩准备,以备万一。结果,据说她在 2 周后就分娩了。

有关分娩前的梦,我们认为,这是胎儿对母亲的一种超感知觉的信息传递形式。在科学家中间,这一现象正在引起注意。

在美国北卡罗来纳州杜克大学，超感知觉特别研究小组已对此研究了几十年。甚至连世界公认最有权威的美国科学振兴会也已充分认识到这种超感知觉的信息传递形式的重要性，并对几项研究计划予以支援。

1968年，比利时一位女医生对100多位孕妇进行了观察，在她们的头部放置12个电极，连在一个电子设备上。这种设备能检查出大脑的8种主要活动，其中包括做梦。又在下腹部接上电子设备，记录胎儿的运动情况。结果观察到，就在母亲开始做梦的同时，已经有8个月的胎儿跟妈妈有同样的特点，身体停止活动，眼珠迅速转动，这说明胎儿也在做梦。

从上述情况来看，一些科学家认为，孕妇在怀孕过程中，能把她所想、所闻、所见到的一些事情变成思维信息，不知不觉地传给胎儿，对胎儿进行教育，是很有道理的，也是很必要的。

（七）胎儿会啼哭

近年来，一些报纸和杂志先后披露，胎儿在孕妇子宫内嘤嘤啼泣。例如，上海某报曾报道过，某孕妇怀孕7个半月时，从自己耳朵内传出体内胎儿的微弱哭声，时长时短，持续了1～2分钟。医生为了验证此事，将她收入院，结果值班的医务人员从孕妇右耳听到了胎儿哭声；上海医疗器械研究所生理仪器研究室的科研人员，还将孕妇宫内的胎儿哭声用仪器记录下来，并拍了照片，曾轰动一时。

第二军医大学于1985年报道过一例，系某产妇双胎儿中第二个胎儿，在第一个胎儿娩出后不久在宫内啼哭，哭声中等响度，同正常婴儿哭声无异，持续2分钟。即对产妇做阴道检查，发现胎膜已破，做臀牵引术娩出胎儿，呈苍白窒息状，急救后婴儿正常。

更有趣的是某专业医学刊物报道,1980 年山东莱阳中心医院报道一例,系第一胎过期妊娠,做催产素及人工剥膜引产,剥膜时胎膜似已破,剥膜后胎儿啼哭,其声宛如蒙在被子里之新生儿哭泣,哭声休止时站在产妇床旁可清楚听到胎儿呼吸声息,手触宫体可感觉气管痰鸣振动。阴道检查,宫口容一指,取出手指,有一股气体自阴道内逸出,宫内胎儿啼哭长达 3 小时左右才停止,但痰鸣如故。经 4 小时顺产一女婴,呈苍白窒息状,抢救无效死亡。

胎儿在子宫内真会哭吗?大多数医学专家认为,胎儿生活在母体羊膜腔的羊水内,肺内充满液体,不能进行自主呼吸,它是依靠胎盘进行气体交换,不可能哭出声来,那么孕妇听到的是什么声音呢?专家们认为,这可能是某些患过中耳炎或耳鸣的孕妇,由于鼓膜松弛或听骨链松动等原因,致使鼓膜振动而发出的某种音响所造成的错觉。

但持相反意见的专家则认为,胎儿在宫内啼哭并非罕见。在中医学中,很早就有这类记载,并依据胎儿在宫内所发出的声音特点不同,分别称为腹内钟鸣、子鸣、子啼等。公元 9 世纪,唐代妇科医学家殷昆在《经效产宝》一书中,就解释了宫内儿啼的发生原因,并提出了治疗方法,他说:"腹中脐带上疙瘩,儿含口中,因孕妇登高举臂,脱出儿口,以此作声。"此时可让孕妇"屈腰就地,如拾物状",使脐带上疙瘩复入儿口,其声即可停止。

后人又进一步完善了"屈腰就地"的治法,如清代医学家沈尧封说:"腹内钟鸣,即是儿哭。今人治此,撒豆一把在地,令孕妇细细拾完,即愈。"他们认为,古医籍所载并非怪诞不经的传说,可用现代科学方法解释,认为宫内儿啼可能与宫膜破口,空气进入宫腔,刺激胎儿声带有关。并认为胎儿在宫内的哭声有两种类型:一是轻柔的鸣咽,多发生在临产前及临产早期,胎儿无窒息,对胎儿无害;另一种是大声喘息的哭声,多见于临产晚期,常伴有胎儿窒息。

胎儿在宫内到底会不会哭?随着科学技术的发展,这个谜一定会揭开的。不过有心的孕妇,可自己去体验一下。

(八) 胎儿会为出生做准备

现在我们已经知道,胎儿所需要的氧气及营养物质是由胎盘和脐带供应的。他自己既不用费劲儿吃东西,也不必劳神呼吸。那么,他当然也用不着喝水?事实上,他每天除了舞拳踢腿锻炼肌肉和骨骼、练习呼吸动作以外,同时也在积极地锻炼喝水的能力。

据医学研究人员介绍,胎龄满3个月时,胎儿就能够喝水。当然,他所喝的水是羊水。他所饮入的羊水中的蛋白质通过肾脏分解,排泄羊水;而羊水中混杂的脱落上皮组织等物质,则形成胎粪。羊水每隔大约3小时就要更换一次,既无细菌也没有污染。

至于胎儿每天喝水的量,目前还不能作出精确的估计,有人说一天可达500毫升。那么,胎儿为什么要喝水呢?究其原因,恐怕是一种生存本能:为了训练自己的生活本领,通过对口腔吸吮能力的锻炼,为出生后使用口唇吃奶做好准备。

多少年来,人们一直想了解未出生的胎儿是怎样生活的。现在超声扫描等新技术的出现和发展,揭开了子宫的秘密,可以在电视屏幕上仔细观察胎儿的每一活动,亲眼目睹一个成熟胎儿的生活。

——他在早晨醒来,睁开双眼打着哈欠,使劲踢了几下脚。他用小手去抓自己的脐带,把脐带当做玩具。他不时地把手伸到嘴里,吮自己的大拇指。在胎儿的上边有母亲的心跳声和消化系统的肠鸣声。他可以听到母亲和父亲的谈话,他是那样注意听着,甚至不再吮

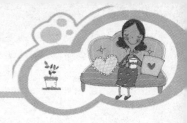

自己的大拇指。母亲开始走动,轻轻地摇晃使他睡去。

——音响把他吵醒。他眨一眨眼,对陌生的感觉做出厌烦的样子,但是很快就注意听着音乐。他扭过头,把耳朵更贴近这外部世界。母亲的笑声在他听来好像沉闷的隆隆声。母亲轻轻拍打着肚子,胎儿高兴地用脚踢着。母亲和腹内的胎儿玩了半天,直到他失去兴趣,睡着为止。

——他被剧烈的震动吵醒,母亲被绊倒了。由于羊水的液囊充满液体水泡,对任何伤害都有极好的缓冲作用。但是由于母亲担心伤害自己的孩子,心情紧张,导致肾上腺素和其他激素分泌增加。他用脚踢着,做出哭喊的样子。激素减少时,他也就平静下来。

——他用一只脚探查着柔软光滑的胎盘。在喝羊水时吞咽这种刺激物常常引起打嗝。他的母亲会感到一阵轻微的有节奏的跳动。打嗝停止后,他把自己安顿在很舒适的位置,背部靠着母亲的左侧,屁股蜷曲在母亲肋骨的下面,又开始打盹了。

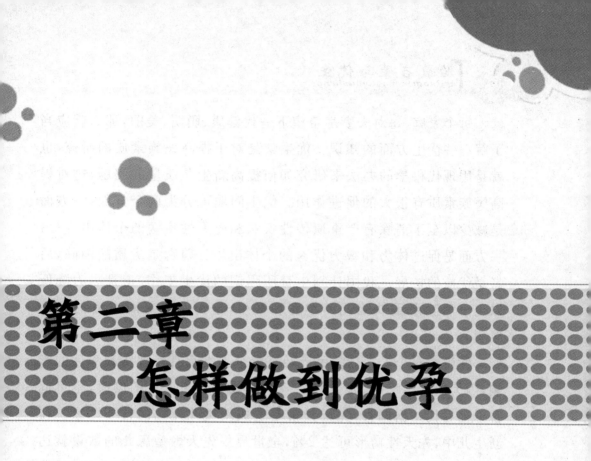

第二章
怎样做到优孕

每个家庭、每对夫妻都希望下一代健康、聪明、美丽,那么就应当了解一些优生方面的知识。优生学是对于提高民族素质的研究,也就是用现代科学的办法来研究如何提高新生儿质量的问题,这对提高民族素质有很大的促进作用。优生问题可分为两个方面:一方面是减少以至于消除有严重遗传性疾病和先天性疾病的个体出生;另一方面是促进体力和智力优秀的个体出生。前者是劣质的消除,后者是优质的扩展。我国计划生育所强调的优生工作,正是尽力降低以至于消除严重缺陷儿的孕育和诞生,这正符合每对夫妻的良好愿望。

优生学对个人、家庭、民族乃至整个人类都有着现实和深远的影响,因为遗传性疾病、先天性疾病不仅威胁着千万人的健康,也将危害子孙后代。据调查,先天异常是造成新生儿死亡的首要因素。在新生儿中,先天性畸形可达 2%,全世界仅先天愚型患儿的数量就达数百万,而且遗传性疾病和生理缺陷在人体的各种器官、组织、系统几乎都可以发生。所以说优生就是生优,即采取一系列措施保证诞生的下一代素质是优秀的。

一、从择偶开始

随着人们对优生认识的深化,对配偶的选择已不局限于品貌端庄、身体健康,而是更加重视遗传素质和其他的因素。因为不仅仅是男女的结合,个人的幸福问题,而且也是关系到后代的素质和民族强盛的问题。所以,青年男女选择对象是很需要有科学性的。

那么选择什么样的对象最佳呢?当然每个人都有自己的选择标准,从优生的角度科学地择偶,对孕妇的后代智能、体格等各方面会

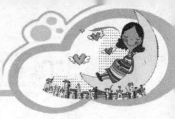

更加有利。希望广大青年朋友能从以下几个方面考虑：

（一）择偶要看家庭有无遗传病

如果父母双方或一方有遗传病，那么他们的子女或部分子女就会继承该遗传病，而且还会按遗传病规律一代一代地延续下去。比如，一个母亲患了"先天性肌强直"，到了第四代时就已有 10 人患此病，到了第五代就增到 19 名患者。因此，青年男女在选择对象时，不但要注意对方已经表现出来的遗传症状，还要注意到遗传病基因携带的情况。可以通过观察对方家族中是否有遗传病患者，或者双方通过医学诊断，如果是遗传病基因携带者就不要选择。

（二）择偶要扩大区域

在厄瓜多尔多亚逊居住着与世隔绝的阿乌卡人。由于他们只能在近亲内结婚，因而造成种族退化，濒于灭绝。在他们中间先天不足、智力低下、矮子、多指（趾）等畸形到处可见，这是由于近亲结婚，夫妻二人携带有相同的隐性致病基因，故而造成一幕幕人间悲剧。

据世界卫生组织调查证实，近亲结婚子女患智力低下、先天畸形和遗传性疾病的几率要比非近亲结婚子女高 150 倍。近亲结婚子女的病死率是 81‰，而非近亲结婚的子女病死率只有 24‰。

所以，择偶时要尽可能地扩大区域范围，可以跨县、跨市、跨省，甚至跨出国籍（当然这只能是少数人）。社会上曾流传："南方人和北方人结合所生的孩子聪明。"这种说法不无道理，优生学理论认为，血缘关系越远的婚配，他们之间相同的致病基因越少，其后代患遗传病的可能性也越少，因此所生的后代多数比较聪明且身体健康。

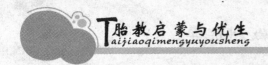

（三）择偶要了解 Rh 血型

Rh 血型这一问题常常被人们所忽视，人类血型有若干分类法。在选择对象时要特别注意的是 Rh 血型相同，即男女双方都是 Rh 阳性者相配，或双方都是 Rh 阴性者相配。因为如果男性是 Rh 阳性，而女性是 Rh 阴性，他们结合后，其胎儿大多数是 Rh 阳性。这样就会刺激 Rh 阴性的母体产生对抗 Rh 阳性的抗体，这种抗体能够把 Rh 阳性的红细胞溶解破坏而发生溶血现象。造成胎儿流产、胎死宫内、黄疸、贫血、心力衰竭、新生儿死亡等。此外，还可以引起核黄疸，这种病死亡率高，即使幸存也影响病儿的神经细胞发育、智力发育和运动能力。所以，男女双方 Rh 血型相同的婚配，对后代的聪明与健康是很重要的。

（四）择偶要看有无性病

有些性病如梅毒、淋病等不但对人体健康有害，而且能够直接影响后代健康，必须加以重视。例如，如果一方患梅毒，婚后过性生活就会传染给对方使其患病，当妇女怀孕时，梅毒螺旋体就会通过胎盘侵入胎体，造成流产、早产、死胎或出生后造成先天性梅毒儿。淋病引起新生儿结膜炎，致使患儿失明。因此，在择偶的时候，要尽量选择无性病身体健康的人为伴，这是一种行之有效的预防方法。

（五）择偶要取长补短

一个人的智慧能力是与遗传有关的，因此选择配偶最好在智力和能力方面的差项中以不相同为好。比如，一位女性如果她的文学

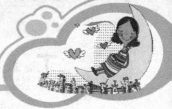

水平较高,语言表达能力强,或者擅长音乐、舞蹈。那么她就应该选择一位数学能力强,具有抽象的逻辑思维和分析思维能力的伴侣,这样的互补比较好些。我们知道孩子的特点来自父母的遗传,父母各自将自己的优秀基因遗传给后代,使其后代获得父母各自一半的优势而变得更加聪明。同时在胎儿期及出生后,父母还可以利用各自的所长,对胎儿和出生后的孩子施之以教育。此外,我们每个人的外表特征也有所不同,有的美、有的丑、有的胖、有的瘦、有的高、有的矮、有的白、有的黑等,各自都存在着某些不足,那么选择对象的时候也要全面比较一下优缺点,尽量做到"取长补短",长相差一些的可以选择长得漂亮一些的,身材矮小的可以选择高大些的,较瘦的人选择较胖的人。这样就可以弥补双方某一方面特征的"缺陷",使其后代能较为均衡地发育。

(六) 择偶要优者配优

优生学认为,若优秀者与优秀者相婚配,会使后代一代更比一代强,从而培养出更优秀的人类个体。从古今中外的优秀家庭聚集中不难看出,如世界闻名的巴赫家族八代 136 人中,就有 50 个男人是著名的音乐家。我国南北朝著名的科学家祖冲之,他的儿子祖恒之、孙子祖皓都是机械发明家,又都是著名的天文学家和数学家。还有人发现,年龄与后代智商有着很大关系,他们认为父亲年龄在 30～40 岁,母亲年龄在 25～29 岁时出生的儿童优秀者最多。

因此在基本条件都比较好的情况下,应在文学水平、数学能力、音乐、体育、观察能力、逻辑思维等各种能力方面选择与自己同样优秀之配偶,才有可能生育出较自己更为优秀的后代。

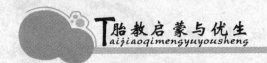

（七）近亲择偶危害极大

近亲婚配殃及家庭、民族、国家及人类的发展。由于"血缘婚配"子女比"无关婚配"的子女隐性遗传病的发病率高出150倍，因此我国婚姻法已经明确规定：禁止直系血亲和三代以内旁系血亲结婚。对智力低下者应当限制生育，以期在我国减少"傻子"的数量。

为什么近亲结婚有如此大的危害呢？

有些遗传病，其基因位于第1～22对常染色体上，基因的性质是显性的（一对基因中只要有一个有病，就能在下一代中表现出来）。我们把这种遗传叫做常染色体显性遗传病。显性遗传病的特点在于患者双亲之一是发病的，患者的同胞中有1/2也是发病的患者，而且男女发病的机会均等，往往在连续几代中都有发病的患者。

还有些遗传病，其基因位于常染色体上，基因的性质是隐性的（只有一对基因都有病，才能在下一代中表现出来），这种遗传病就叫做常染色体隐性遗传病。隐性遗传病的特点在于，一对基因都是致病的才能发病。如果有一个显性基因是正常的，另一个致病基因的作用就不能表现出来。这样的个体虽然不发病，却能将致病基因传给后代，因此叫做携带者。

父母虽然没有发病，却是遗传病基因携带者。其子女中有1/4人发病，其他人虽然未发病却有2/3人可能是携带者。

隐性遗传病患者的双亲往往是近亲结婚。由于近亲中具有很多相同的遗传致病基因，又都是携带者，就表兄妹来说，他们之间基因就有1/8的可能性是相同的，使致病的基因相遇的机会大大增加。因此在近亲婚配时，其子女易患遗传病。

据世界卫生组织估计，人群中每个人带5～6种隐性遗传的致病

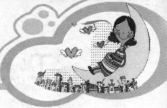

基因,在随机婚配时由于夫妻二人毫无血亲关系,所以相同的基因甚少,他们所携带的隐性致病基因也不同。我们假设丈夫携带的隐性致病基因为 A、B、C、D、E,妻子则携带 H、S、F、G、M,这就不容易形成隐性致病基因的患者。而近亲结婚时由于夫妻两人携带相同的隐性致病基因可能性很大,丈夫带有 A、B、C、D、E 等隐性致病基因,妻子也很可能带有这些基因,因此容易形成隐性致病基因的患者,从而使后代遗传病的患病率升高。经医学专家研究表明,近亲比非近亲结婚的婴儿死亡率要高 3 倍,而近亲结婚子女先天畸形率也逐年增多,近亲结婚的子女易得遗传病和先天畸形,并且体质较弱,所以做夫妻还是不要"亲上加亲"。如果已经结婚一定要听从医生的指导以免产生恶果。

(八)择偶要讲究"文化同源"

一般人认为,要生个聪明、健康的宝宝,应从受孕,即从新生命诞生的"人之初"开始,这只是狭义的理解。从广义上来说,生个聪明、健康宝宝的准备工作越早越好,应该从择偶时开始,选择对象时就应考虑对方的思想品质、性格气质、健康状况及相貌、教养、彼此的感情等多种因素,无论是男选女,还是女选男,都应该在潜意识里考虑到将来的下一代,因为父母在各方面对孩子的影响是不言而喻的。

眼下,在日趋增多的婚姻危机和家庭解体中,"感情不和"、"性格不合"、"缺少共同语言"、"价值观相异"、"性生活失谐"等,经常成为当事者挂在嘴边的问题。然而,这些问题中潜在的"异源文化"冲突不是被表面现象掩盖着,就是被当事者忽视了。其实,择偶成婚,建立与维系家庭,是人类文明社会中特有的重要文化现象,"文化同源"的规律顽强地左右着婚姻的成败。在某些人的征婚条件中,要求对

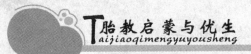

方时不乏"知书达理"、"学历相仿"、"兴趣相投"、"有共同爱好"等条件,也透射出追求"文化同源"的企盼。

本来嘛,来自不同文化背景和生活境遇的两个人,到了二三十岁,各自带着自幼在家庭里已形成的一些生活方式、价值观念、行为取向走到一起,谁能改变谁呢?在夫妻的日常生活中,恰恰是那些鸡毛蒜皮的小事反映出"异源文化"的差异,成为夫妻关系中最难逾越的一道心理鸿沟,阻碍着双方最终的接纳、亲近、融洽。要根本磨灭家庭文化背景在二三十年的岁月中给个人留下的烙印,几乎是不大可能的。

在这里,我们强调"文化同源"或称文化上的"门当户对",是想区别于传统社会按政治等级和经济等级、经济贫富而划分的"门户",那种门户多半是世袭的,即所谓"贼的儿子永远是贼"。政治地位的变动和经济贫富的更替,已使传统的"门户"概念显得过时。然而,家庭文化氛围的耳濡目染,父母生活方式及文化资源的代际传递,却多半不以政治地位或经济条件为转移。文化不等于文凭,文化素质是天长日久文明教养的结晶。一个人的文明教养,首先是在其成长的微观环境即家庭中接受的,其中,父母的言传身教具有潜移默化的深远意义。正是从这个意义,我们认为选择配偶时应当重视文化上"门当户对"的条件。而那些未曾做此选择的已婚夫妻,或者那些不得不放弃这类条件的恋人,需要有足够的心理准备并增强调适能力,去克服双方的"异源文化"必然带来的调适困难、价值冲突和心理矛盾。他们或许不得不放弃自己当初的某些愿望或要求,努力去理解、接纳和适应对方身上无法改变的文化印记。但这一点,绝不是一般水平的夫妻容易做到的。

我们说,恋人追求文化上的"门当户对",对于将来夫妻之间增加

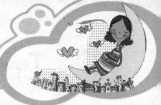

共同语言、沟通思想、协调生活方式、教育子女（包括胎教）都将会产生积极的影响。

二、婚前体检不可忽视

婚前检查应在结婚登记前去指定的医疗单位进行健康检查，包括询问家族和个人患病史、全面体检、生殖系统检查及有关化验等。为了实现优生，我国与世界上许多国家一样，对婚姻和生育有许多法律规定。要执行这些法规则必须进行婚前检查。

通过检查可以获得一些男女双方遗传学方面的资料，从而避免"同病相婚"或近亲结婚，阻断遗传病的延续，减少体质与智力低下儿的出生。对于某些有生育遗传病后代风险的夫妇，医生还可提出预防的建议。国际上一些重视优生的国家，将婚前遗传咨询定为制度。例如，日本在1960年公布了现行的优生保护法，并规定在结婚前男女双方需交换健康证书，除一般健康检查及确诊无遗传性疾患外，还要检验血型，以防母子血型不合所造成的危害；美国某些州和北欧某些国家禁止癫痫病人结婚；加拿大、朝鲜等国也都有优生法律。我国政府十分重视优生问题，婚姻法中有直系亲属和三代以内旁系血亲禁止结婚的规定。各地医疗卫生部门已经陆续开设了各种婚前检查和遗传咨询门诊及产前诊断门诊，为提高个体素质及优生做了不少工作。据上海市对10个区婚前检查的一项统计表明，在调查的11 232人中，其中40人患有癫痫、痴呆、畸形、低智能、精神病等遗传病或不宜结婚生子的疾病，比例高达0.36％。试想，如果没有婚前检查这一关，那么还不知道有多少不健康的孩子出生，给多少家庭带来不幸，给国家增添多少负担。但是婚前检查及遗传咨询工作尚未引起普遍

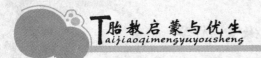

的重视,如能把住这一关,无疑将对优生工作更为有益。

婚前检查包括询问身体情况、家族有无遗传病、婚配双方有无近亲关系等。除一般体格检查外,还要注意精神状态、传染病和生殖器官的发育。

(1)一般询问:了解以往的健康情况,如患过什么病,医治结果怎样,以及有没有传染病、遗传病、精神病等。

(2)家族史调查:主要了解男女双方直系和旁系亲属中有无患遗传病或先天性缺陷等情况,以及婚配双方有无近亲血缘。

(3)体格检查

①全身一般检查。如发育情况,有无畸形,重要脏器(心、肺、肝、肾)的功能状况。

②生殖器官检查。了解生殖器官发育情况,有无畸形或疾病等。

(4)化验检查:根据实际情况由医生酌情而定。

(5)性生活指导:由医生介绍性医学、性卫生的常识,介绍和帮助选择避孕节育的方法,指导安排家庭生育计划。

婚前检查是一项有利于民族,有利于社会,有利于家庭和个人的社会保健工作。检查者必须严肃、认真、负责;受检者也需诚实、坦率、合作。对女青年一般不做妇科的阴道检查,对检查结果也是严格保密的。

通过婚前检查可及早发现男女双方不适于结婚或生育的疾病或生理缺陷。例如,青年男女患有高血压、糖尿病、肝炎、结核病、甲亢、性病等疾病,如不治愈就结婚,婚后怀孕将影响下一代的健康;如果女方患有心脏病,一旦妊娠,不但胎儿的生长发育会受到不良影响,还会加重母体的心脏负担,分娩时引起心力衰竭,严重时造成母子生命危险。此外,某些生理缺陷不经检查是很难发现的,如男性隐睾

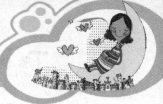

症、小睾丸症,女性的卵巢发育不良、先天性阴道闭锁等。若带着这些缺陷结婚,势必影响婚后性生活或生育,久而久之则影响夫妻感情和家庭幸福。如果在婚前检查时及时发现了这些疾病,便可得到及早治疗。

通过检查,若发现某种异常,不必担心和忧虑,只要到医院进行矫正治疗或药物治疗,即可治愈;若是无法治疗的疾病,也不必悲观失望,应树立起正确的人生观;若属某种遗传性疾病,可通过染色体检查做出诊断。

婚前检查及遗传咨询是避免出生劣质儿童的重要措施。凡患有对婚后性生活和后代健康有影响的疾病,都应忠实坦白地告诉医务人员,并认真地听取医生的指导和劝告,发现的疾病和缺陷要及时治疗,不宜结婚或生育的不要勉强,否则会对婚后夫妻生活和精神上造成许多不必要的痛苦和麻烦。

进行婚前检查还可接受医务人员的有关婚前指导,如有的男青年外生殖器不卫生,包皮垢堆积,不仅易引起包皮炎、包头炎,婚后还可引起女方尿路感染及生殖器炎症等,医务人员会给以指导。还可对新婚夫妇进行性生活和性生理的卫生知识,以及婚后有关避孕、生育等方面的指导,这对男女双方婚后的幸福生活是十分有利的。

对有遗传病或有遗传病家族史的待婚青年,要详细询问遗传病史,进行至少三代的家系调查,通过家谱分析,结合体检和特殊检查,确定是否有遗传病或先天性畸形,并给予婚配和生育等方面的指导。进行婚前遗传咨询是阻断遗传病在人群中延续的有效办法。

三、加强孕妇的自身修养

要提高民族素质,应从提高每一个胎儿的素质抓起。胎儿是母亲孕育出来的,孕妇与胎儿不仅血肉相连,而且在心理上也有着微妙的天然联系,孕妇的一言一行、一举一动都将对胎儿产生潜移默化的影响。因此,母亲的素质又决定着胎儿的素质。一个具有良好文化修养和生活情趣,不怕困难、乐观生活的女性孕育出的胎儿,与一个经常出入赌场、酒会,看黄色书画,听震耳欲聋的摇滚乐,喝令人咂舌的烈酒的女性孕育出的胎儿相比,必然会有很大的差别。因此,为了更好承担胎教的重任,使孕育中的胎儿充分感受到美的呼唤,每一个孕妇都要从自己做起,从现在做起,努力提高自身修养。大致可以从以下几个方面入手:

(1)提高自身素质:基点是自尊、自爱、自重、自强。也就是说,在心理上要相信自己的力量,勇于战胜自己;在人格上要尊重自己,保护自己的尊严;在事业上要有志气,奋发向上,有所作为。

(2)加强文化修养:文化修养给人以内心世界的美,是人生的无价之宝。可以有计划地阅读一些有益于身心健康的文学作品、知识读物及人物传记,品评一些精美的摄影、绘画作品,欣赏一些优美的音乐等,以获得知识的源泉。

(3)培养健康的生活情趣:充实自身的精神生活,热爱大自然,热爱人生。

(4)建立良好的生活习惯:这是良好的精神修养的外在形式。要从一点一滴的生活细节做起,如服饰要整洁,言谈要文雅,声调要柔和,举止要端庄等。

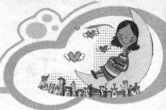

(5)加强情操言行修养:孕妇在学识、礼仪、审美、情操等方面,对胎儿均有某种程度上的影响。尤其在妊娠后期,胎儿已具备了听觉、感知能力并能作出一定的反应,因而孕期加强情操言行修养,对胎儿将起到潜移默化的作用。

有些女性没有意识到自身修养,动辄与人发生口角,脏话连篇,欺老压夫,动小心眼,嫉妒别人,挑拨离间,斤斤计较,这种种不入流的表现,也会给胎儿生长带来不利的影响。

素质的高低虽然与文化程度有一定的关系,但并不是绝对的,有些文化不高的女性照样口碑很好,夫妇琴瑟和谐,公婆姑嫂满意。邻里和睦,团结同事,爱劳动,爱清洁,做事干净利索,不疯癫,不张狂,为人处事得体大方,给人留下贤妻良母的印象。

如果母亲的学历较高,文化修养较好,就更应该多看一些优秀的文学作品,从中汲取无尽的营养,充实、丰富、美化自己的语言。日常生活中可用诗一般的语言,童话一般的境界,向腹中的宝宝描述祖国的伟大,人间的真、善、美,那么就会促使他(她)的心理健康发育,培养他(她)的美感,使他(她)出生后更加聪明、可爱。

四、做好孕前准备

(一) 选择最佳生育年龄

按照我国婚姻法的规定,男子不得早于 22 周岁,女子不得早于 20 周岁结婚,这是符合青年男女的心理和发育的特点,符合我国国情的。

青年女子一般在 20～23 岁身体发育开始进入成熟阶段,但心理发育却要根据每个人的具体情况而定。一般来讲,进入成熟阶段后结婚生育比较合适。普查资料表明,20 岁以前结婚者比 20～25 岁结婚生育者得子宫癌的人数高 3 倍,比 26 岁以后结婚生育者高 7 倍。这是因为 20 岁以前,女青年正处在身体各器官急速发育时期,生殖器官还未完全发育成熟,过早结婚生育会给生殖器官留下致病的隐患。而且正在发育的女青年本身需要大量的营养物质,倘若过早结婚生育,胎儿就要在母体内获得大量营养物质,母体和胎儿的共同需求势必导致供应不足,结果可使胎儿体质受到影响,也可能影响母体。到了中年,就会出现未老先衰、腰腿疼痛等症状。对孩子的影响有时还会造成身体和智力发育上的不良,以致终身痛苦。

青年夫妇结婚 2～3 年后再生育,对国家来说,有利于控制人口的增长;对个人和家庭来说,婚后有个缓冲的时间,经济和精力上不至于过分紧张,有利于夫妇的健康、学习、工作和生活;从身体方面来看,24～27 岁正是生育的最佳时期,妊娠和分娩一般都比较顺利,难产的发生率很低,产后身体恢复得快。

一些女青年希望能够推迟生育的时间,但最好不要超过 35 周岁。因为年龄过大,卵子容易老化,胎儿也容易受致畸因素的影响,同时先天愚型胎儿出生率较高。

如果由于某种原因(如疾病或其他特殊原因)年龄较大才怀孕,也不必过分紧张,但要做好产前检查,以便发现可能出现的畸形胎儿,及时处理,并阅读一些有关高龄分娩的书籍。这类产妇也是围产期的"监护"对象,要重视孕期保健和定期做产前检查,并在分娩时给予特别关照,以保证母子安全。

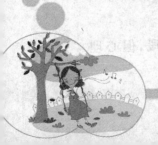

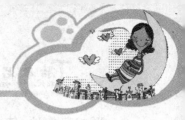

（二）选择最佳受孕时机

选择最佳的受孕时机，也是生育一个身心健康的孩子不可缺少的条件之一。婚后经过一段时间，双方在生活习惯、爱好等方面都彼此适应了，感情也更加深厚甜蜜，如果正值女方最佳生育年龄，那么小宝宝就可以在夫妇安排下孕育了。为了确保受孕成功，应从以下几个主要方面加以注意。

（1）从新婚起测量基础体温：在有条件的情况下，每天清晨起床前，女方应先用体温计测量一下基础体温。在坚持每天测量的基础上掌握体温下降和复升的时间，以确定排卵日期。

基础体温测量方法如下：①早上醒来后，在身体不做任何动作的情况下，用温度计测出口腔温度。②将测出的体温数标在基础体温图表上。③将一个月的体温数用线连接起来，形成曲线，由此曲线可以判断出是否正值排卵期。④每日要在同一时间进行测量。

女性的基础体温是对应月经周期变化的，这是因为孕激素的作用。孕激素分泌活跃时，基础体温上升；孕激素不分泌时，则出现低温。正常情况下，从月经开始那一天起，到排卵的那一天，因孕激素水平较低，所以一直处于低温，一般为 $36.2℃\sim36.5℃$；排卵后，卵泡分泌孕激素，基础体温猛然上升到高温段，一般在 $36.8℃$ 左右。

可以把从低温段向高温段移动的几日视为排卵日，这期间同房则容易受孕。

（2）排卵期前应减少房事：在排卵期前应减少同房的次数，使男方养精蓄锐，以产生足够数量的高质量的精子。

（3）注意男女衣着：在计划受孕的日期以前，男女双方均不宜穿紧身裤，如尼龙裤、牛仔裤等。因为这些织物透气性差，容易给病菌形成孳生地,使女方得阴道炎的机会增多,直接影响受孕成功。男方则能使睾丸压向腹部,增加睾丸的温度,使其生精功能减退。在这种情况下受孕,畸形儿或有先天性缺陷的婴儿出生率有所增高。

(4)受孕前戒酗酒:大量饮酒后受孕,胎儿的畸形、智力低下较多。

(5)加强良好环境、心理因素的影响:夜深人静,居室清洁,心境恬和、恩爱缠绵之时,则是最好的受孕时机。所以,只要夫妻在思维、语言、行为、情感等方面都达到高度协调一致的时候同房怀孕,生出的孩子就会集中双亲的身体、容貌、智慧等方面的优点。事实证明,智力较高儿童的父母常常是文明的、彼此情投意合、体贴关心的。在这种情况下受孕的胎儿,质量当然不会低了。

(6)注意人体生物节律:据国内外一些科学家的研究表明,人的情绪、智力和体力在每个月都有高潮和低潮。在高潮期,人表现得情绪盎然、谈笑风生、体力充沛、智力很高,若夫妇双方都处在高潮期怀孕,能孕育出特别健康聪明的宝宝。这种具有一定规律的现象,被称作人体生物节律或人体生物钟。

据观察,制约人体情绪的生物钟周期是 28 天;制约人的体力的生物钟周期是 23 天;制约人智力的生物钟周期是 33 天。人的这三种生物钟,又是互相影响、密切关联的。当人的三种生物钟都处在周期线上时,这时人就会情绪高昂、体力充沛、智力很高,呈现最佳状态。

生物钟的计算方法是:

①首先计算从孕妇出生那天开始,到怀孕那个月的第一天的总天数(注意:要把闰年的天数计算正确,周岁数除以 4,所得的整数即是孕妇曾经历过的闰年数)。②分别用 23、28 和 33 来除总天数,所得到三个余数,就是孕妇三个周期在所想了解的那个月份第一天所处

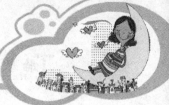

的位置。注意:计算时整数部分指该生物钟已"运行"了多少周期, "余数"部分是指除整周期外,新开始的一个周期中生物钟运行到的 天数。

例如:假设某人是 1963 年 4 月 8 日出生的,他想了解自己在 1993 年 8 月 31 日的生物节律情况,那么,从 1963 年到 1993 年共 30 年。

总天数＝(365.25×周岁数)±天数

一年以 365.25 天计算

周岁数指年数,用计算时的公元年减生日所在公元年,无论是否 满周岁,都作这样计算(算得之数只取整数)。

"±"表示生日在算日前用加号,生日在算日后用减号。

天数表示除"周岁"数以外的今(当)年的生日到计算日的天数 (算日在前为算日到生日的天数)。

那么:总天数＝365.25×30＋143

＝10957＋143

＝11100

由此算出的总天数,分别除以 33、28、23(它们分别是智力、情绪、 体力节律周期的天数)。

11100÷33＝336……12(余数)

11100÷28＝396……12(余数)

11100÷23＝456……12(余数)

最后了解计算日(1993 年 8 月 30 日)处在什么"期"(高潮期、低 潮期、临界期),最简便的方法是采用"周期天数除 2 对照法"(又叫半 周期数)。

智力周期天数 33÷2＝16.5

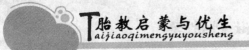
情绪周期天数 28÷2＝14

体力周期天数 23÷2＝11.5

将"余数"与半周期数作比较,若余数小于此种生物钟的半周数,则此时生物钟运行在高潮期;若大于半周期数,则此时生物钟运行在低潮期;若接近半周期数或整周期数以及余数为零者,则为临界期。

智力钟余数 12＜16.5,为高潮期。

情绪钟余数 12＜14,为高潮期。

体力钟余数 12＞11.5,接近 11.5,为刚过临界期的低潮期。

利用人体生物节律推算夫妇受孕日,应先计划好在某年的某个月份受孕,然后算出女方在这个月的排卵日,即月经来潮当日加 15 天,即为排卵日,当然月经周期要准确,一般在 28～30 天计算,如果月经不像这里说得这样准确,则按预计下次月经来潮日向前推 14 天即是排卵日,再计算排卵日时夫妇双方的人体生物节律运行值分别处于哪一期。倘若夫妻双方的智力钟同步都运行在高潮期,孩子智力优秀,若夫妻有一条体力曲线,处在高潮期,则又好了一些,若再有一条情绪曲线在高潮期,则更好。一般来讲,夫妻六条曲线有四条运行在高潮期,其中智力、体力钟同步或基本同步,就可孕育出先天智商很高、体质又好的胎儿。

那么,怎样才能利用人体生物钟生育一个健康聪明的孩子呢?

在选择配偶时,注意一下年龄差。男女出生年龄大约相差两年零一个月左右,双方的人体生物钟(智力、体力、情绪)容易协调。

测过人体生物节律后,可运用药物提高或推后女性的排卵日,使其排卵日的三条曲线与丈夫的三条曲线协调。最好是智力和体力钟都基本同步,当然三项都在高峰最理想。

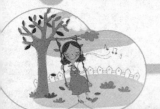

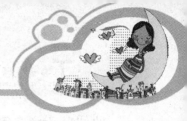

（三）选择最佳受孕季节

目前,社会上流传着许多说法:"某某年不宜结婚,某某年生孩子不好",以及"某某月怀孕生男孩,某某月怀孕生女孩"等。其实,这些说法都是毫无科学根据的。但是,从优生优育的角度来说,选择合适的出生季节,把温度变化、疾病流行等不利因素降低到最小限度,最大限度地发挥利于胎儿生长发育的有利因素,却是十分必要的。

严格地说,我国幅员辽阔,气候差别较大,是不能简单地用某个季节来划分的。从我国大部分地区的生活、地理条件来考虑,6~8月份怀孕比较理想。为什么呢?这是因为从医学角度看,胚胎发育有三个关键时期:一是大脑形成期(受孕第3个月);二是脑细胞分裂期(受孕第6个月以后);三是神经细胞的发育协调期(受孕第7~9个月)。如果选择6~8月份受孕,妊娠的第3、第6个月及分娩期都处在气候适宜、营养便于调配的季节,胎儿的神经系统可以得到良好的发育。只是此时怀孕应避免细菌性肠炎对胚胎的影响。下面具体分析一下6~8月份怀孕的有利条件。

虽然此时正值夏季,天气炎热,胃口不佳,但经过冬春的休养生息和营养储备,夫妻双方都会处于体质较好的状态。同时,此时的胚胎还只是萌芽状态,所需的营养很少,不致因妊娠反应影响发育。等到胚胎进一步生长发育时,各类瓜果蔬菜、鱼肉禽类等均已大量上市,为孕妇和胎儿及时摄取各种营养创造了有利条件。待多雪的冬天和乍暖还寒的初春携带着流行性感冒、风疹、流脑等病毒姗姗而来时,胎儿已超过了3个月,平安地度过了致畸敏感期。此时的食品供应等条件虽差些,但孕妇已"胃口大开",弥补了自然条件的不足。接着是春暖花开、万物复苏的季节,又为胎教的进一步实施提供了良好

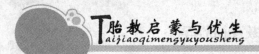
的外界环境。等到婴儿呱呱坠地时,正是气候宜人的春末夏初阶段,各种新鲜主副食品又开始充足供应,使产妇获得全面丰富的营养,保证了母乳的质量。同时,初生婴儿轻装上阵,着衣单薄,便于四肢自由活动,有益于大脑及全身的发育。孩子满月后,时令已入夏,绿树成荫,空气新鲜、充足,便于室外活动。孩子半岁该增加辅食时,又顺利地避过夏季小儿肠道疾病的流行季节。到了孩子学习走路,开始断奶的周岁,则又是春夏之交,气候温暖,新鲜食品充足,为孩子的生长发育提供了有利的条件。

当然,这里是就我国中部和北部等大部分地区而言。我国各地气候条件差别很大,应该因地制宜来考虑,不可生搬硬套。如在温差对比不强烈的南方一些地区,则可根据当地流行病发生情况及营养供应条件选择适宜的季节。

另外,在这里需要提醒育龄妇女注意的是,特别是处于我国中部和北部等大部分地区的育龄妇女,孕早期应尽量避开冬季。其原因是,冬季室内外空气污染比较严重,而空气污染将直接影响胚胎发育。据我国 36 个单位协作参加的"七五"重点攻关课题《环境质量与出生缺陷(BD)关系流行病学研究》表明,室内外空气污染与孕早期胚胎致畸密切相关。

统计资料显示:大气中的有害物质二氧化硫(SO_2)及总浮悬颗粒(TSP)在冬季时浓度较高,此时的出生缺陷率为 7.9‰,而在夏秋季节浓度较低,这时的出生缺陷率为 5‰～5.8‰,这表明二氧化硫及总浮悬颗粒值与出生缺陷有关。这种现象在空气污染严重的工业城市更为突出。

同时,冬季门窗紧闭,家庭取暖及生活用燃料产生的废气均进一步加重室内外空气污染,而空气中的二氧化硫等物质可以使人体细

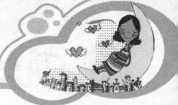

胞内的染色体发生异常,从而导致胎儿畸形。当二氧化硫日平均浓度超过每立方米 0.15 毫克时,染色体异常的发生率上升 1.4～3.1 倍。据统计,家庭生活用燃料对出生缺陷的影响分别为:烧煤者出生缺陷率为 8.6‰,使用液化气为 7.4‰,煤气为 5.5‰。

此外,隆冬及早春季节受孕,发生病毒性感染的机会也比较多。如果新鲜蔬菜、水果缺乏,尤其是微量元素和维生素不足等因素,都将直接影响胎儿的生长发育。

（四）调整好孕前心理状态

绝大多数青年男女组成家庭后,都越来越感到有一种需要,一种共同孕育一个孩子来寄托他们希望的需要。于是,在热切的期待和希望中,等来了怀孕的消息:"太好了,盼望中的宝宝终于来了!"这是一种健全的受孕心理。持有这种心理的夫妇,当然对受孕有着积极的心理准备,成功地将情感和理智合二为一,选择最佳受孕时机,创造最好的孕育条件,施行最积极的胎教手段,为即将降临人世的孩子奠定了良好的生理基础。

"嘿,怎么这么快就有了? 既然有了就要着吧。"显然这类父母缺少受孕的心理准备,稀里糊涂地就怀孕了,一切顺其自然发展。对即将出生的孩子来说,是不够负责任的,当然也就不能产生积极的影响。

"怀孕了?! 那怎么办?"由于工作、学习、生活等诸多因素的影响,有些青年夫妇暂时没准备要孩子,但又未能有效地采取避孕措施,而是怀有侥幸心理。一旦怀孕,他们往往犹豫不决,"亦真亦幻难取舍"。这种矛盾的心理状态如不及时纠正,势必对胎儿产生消极的影响。

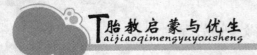
　　"真烦人！凑什么热闹！"这类父母对怀孕持否定的排斥心理。显然，这种心理对胎儿的身心健康是十分不利的。此外，还有一些父母盼子心切，一心只想生男孩，从心理上不能接受女孩；或者是婚姻生活不幸福，想生个孩子来维系日渐分裂的婚姻，弥补精神上的空虚等。诸如此类的种种受孕心理都是不健康的，当然也就不能对孩子的心理上和生理上的健康成长起到积极作用。

　　由此可见，良好的受孕心理是胎教不可缺少的组成部分。未来的父母应充分重视这一环节，在充分的准备下，在极大的喜悦中，等待与孕妇血肉相连的新生命的诞生。

　　在孕妇怀着喜悦的心情接受怀孕这一事实后，孕妇是否已经做好了充分的心理准备？在长达280天的孕期生活中，孕妇的生理及心理上都将发生很大的变化，而这些又都是孕妇从未经历过的。因此，孕妇除了做好各种物质准备外，在心理上也应做好相应的准备。事实证明，有心理准备的孕妇与没有心理准备的孕妇相比，前者的孕期生活要顺利、从容得多。

　　孕妇必须懂得，怀孕意味着责任，这是作为一名女性最重要的时刻，未来孩子的养育和责任从现在开始就交给孕妇了。孕妇从事的是一项伟大的创造人类的工程，虽然孕妇的身体将发生很大的变化，孕妇精神上和体力上也会有很大的消耗，会出现许多麻烦，令孕妇不适，令孕妇烦恼，但是孕妇应充满信心和自豪，要用积极的态度去战胜困难，排除烦恼。如果是这样的话，孕妇的孕期生活一定是轻松愉快的，孕妇的胎儿一定是健康的，孕妇的家庭也一定是幸福和安宁的。

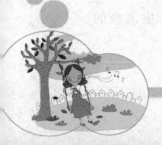

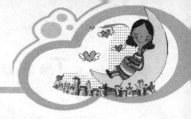

（五）孕前日常生活应做的准备

优生受孕是胎教的基础工程,应从孕前做起。为提高宝宝的优生系数,在怀孕前请孕妇先调整好自己的生理及心理状态,为未来的宝宝创造最佳的受孕条件,具体做好以下准备工作:

(1)建立良好的生活起居习惯:在孕前 3 个月,早睡早起,如无必要,尽量不熬夜;因地制宜,进行必要的体育锻炼;夫妻间加强感情交流;使小家庭充满祥和愉快的气氛。

(2)确定排卵期:根据女方的排卵期安排夫妻同房,以保证有效的受孕。综合各方面的条件,选择最理想的受孕日。

(3)合理安排同房次数:排卵期前,应有计划地减少同房的次数,以保证精子的数量和质量。

(4)避免各种不良因素的伤害:由于卵子从初级卵细胞到成熟卵子时的 14 天内最易受药物等因素的影响,所以女方在怀孕前 20 天内不宜服用药物,不宜大量饮酒,也不宜接受 X 线检查及有毒化学品等不良因素的刺激。由于内服避孕药物的排泄速度较为缓慢,采用避孕药避孕,或夫妇一方因病长期服药的应在孕前 6 个月停药。

(5)选择受孕时机:从优生的角度出发,如果孕妇刚经过一次流产或早产,那么孕妇应过一年后再怀孕,以便使子宫有一个休养生息的时间;如果孕妇一直用节育环避孕,则应于怀孕前 3 个月取环,使子宫黏膜得到恢复,以便更好地担负起孕育未来胚胎的重任。

(6)掌握生育知识:夫妻双方一起学习一些育儿知识,共同迎接宝宝的到来。

另外,理想的受孕日最好是空气清新、精神振奋、精力充沛的日子。卧室的环境应尽量安静,不受外界条件的干扰,并保证室内空气的流通。室内陈设的摆放应整洁而有条理。床上的被褥、床单和枕巾等物品应该是干净的,最好是刚洗晒过的,能散发出一股清新的味道。这种恬静的环境,往往能对人们产生较好的心理暗示作用。于是,夫妇双方恩爱缠绵,以最佳的状态播下爱情的种子。

(六)孕前的饮食要求

怀孕前父母双方的身心健康和精子、卵子的强壮,为胎儿的形成和孕育提供良好的基础,这就需从加强营养,搞好饮食入手。那么,对未来父母的孕前饮食应有什么要求呢?

(1)要养成良好的饮食习惯:不同食物中所含的营养成分不同,含量也不等。有的含这几种,有的含那几种;有的含量多,有的含量少。所以,应当吃得杂一些,不偏食,不忌嘴,什么都吃,养成好的膳食习惯。

(2)加强营养:在饮食中注意加强营养,特别是蛋白质、无机盐和维生素的摄入。各种豆类、蛋、瘦肉、鱼等都含有丰富的蛋白质;海带、紫菜、海蜇等食品含碘较多;动物性食物含锌、铜较多;芝麻酱、猪肝、黄豆、红腐乳中含有较多的铁;瓜果、蔬菜中含有丰富的维生素。孕前夫妇可以根据各自家庭、地区、季节等情况,有选择地科学安排好一日三餐,并注意多吃水果。这样,经过一段时间健体养神的缓冲期,双方体内储存了充足的营养,身体健康,精力充沛,为优生打下了坚实的基础。

(3)应避免各种食物污染:食物从其原料生产、加工、包装、运输、贮存、销售直至食用前的整个过程中,都有可能不同程度地受到农药、金属、真菌、毒素,以及放射性核素等有害物质的污染,对人类及其后代的健康产生严重危害。因此,孕前夫妇在日常生活中尤其应

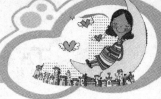

当重视饮食卫生,防止食物污染。应尽量选用新鲜天然食品,避免食用含食品添加剂、色素、防腐剂的食品,如市售饮料、罐头、卤肉、糕点、香肠及"方便食品"等。蔬菜应充分清洗干净,必要时可以浸泡一下,水果应去皮后再食用,以避免农药污染;尽量饮用白开水,避免饮用各种咖啡、饮料、果汁等饮品。在家庭炊具中应尽量使用铁锅或不锈钢炊具,避免使用铝制品及彩色搪瓷制品,以防止铝元素、铅元素对人体细胞的伤害。

孕前营养是为妇女怀孕后胎儿良好的大脑发育和健康的体格奠定物质基础。英国著名的营养化学家克拉福德教授指出,人脑的大部分是在胎儿发育时期形成的,一个人的脑结构是否完善,其智力水平的高低在母腹中就受母亲所摄入的食物影响。在现实生活中,孕前合理营养也往往被人们忽视。有些妇女过分关心自己的体形美,怕吃得好引起肥胖,破坏了苗条的身材,因此极力控制饮食,结果造成营养不良;或者爱吃的一下子吃得很多,不爱吃的一口不吃,结果造成体内营养处于不平衡状态,没有给受孕准备良好的营养环境。此时受孕不能满足胎儿的营养需要,造成胎儿发育迟缓,出生后脑细胞数目比正常婴儿少。

准备做妈妈的育龄妇女应该注意合理的饮食和均衡的营养,那么等到怀孕时体内就有了充分、全面的营养储备。孕期只需要适当地补充一些营养就可以了,也就不必担心生出的孩子大脑发育不全了。当然决定人的智力的因素还有许多方面,但营养这一因素是很重要的,不容忽视。

(七)孕前要禁酒

中国的饮食文化中,酒文化源远流长,喝酒已不单是自得其乐的享受，更是人际关系中的润滑剂。酒作为一种特殊饮料，大家高兴时饮个"三杯两盏"，既联络了感情，又不伤身体，文明温馨，友谊长存，的确是助兴不小。中医认为，少量饮酒可舒筋活络，祛寒温经；多喝烈性白酒就肯定会伤身体。年轻夫妻要谨慎，不能酗酒，更不能在酒后要孩子。

曾有一对年轻漂亮的夫妇生了一个头小、身矮，牙齿不整齐的丑儿子。为此，他们请教了市医院产科，细心的老主任从他们的生活习性中找到了原因——孩子得的是"胎儿酒精综合征"，系父母长期酗酒，尤其在孕期饮酒造成的。

酒对生殖系统的影响很大，长期饮酒会造成男性生育力低下；过度饮酒可诱发前列腺炎，甚而继发性功能障碍，并可造成不育。

酒的主要成分是酒精，经医学家反复论证认为，酒精有杀伤精子、破坏卵子质量的不良反应，若酒后（即使男女一方饮酒）同房，会使受精卵发育产生障碍，或使胚胎发育不健全，还会导致胎儿在宫内发育缓慢或导致畸形，如小头畸形、上颌发育不全、关节异常、先天性心脏病等，还会造成智力低下。酒精能损伤精子，受到损伤的精子如果受精，则常会影响胎儿在子宫内的发育，引起流产，有时还会生出畸形怪胎，或孩子出生后智力差，成为低能儿。有人曾调查过457个大量饮酒的21～50岁男子发现，他们的生殖细胞都受到不同程度的影响：精子数减少，死精子增多，活精子的活动能力也大大减弱。

赣中有一对年轻夫妻，两人都好饮酒。新婚蜜月时，两人几乎每天都要举杯痛饮。妻子生下一儿子后，全家高兴。可是，孩子长到3岁多还不会叫爸妈。夫妻俩便带孩子去省城看病，医生给孩子做了检查，又问过女方的怀孕既往史，便告诉他们："孩子是酒后同房生的，医学上叫'星期天儿童'，智力永远比普通儿童要低。"小两口后悔

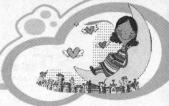

莫及。在国外,"星期天胎儿"的问题早已引起人们的普遍重视。所谓"星期天胎儿",是指欧美国家星期天怀孕所出生的孩子,智能低下的比例特别高。在西方世界,星期天常是青年男女狂欢滥醉的日子,过度饮酒造成星期天怀上的孩子成为痴呆孩子的可能性增加。此外,孕妇长期饮酒,新生儿一周内死亡率也可高达17%。

胎儿在母体内通过脐带吸取母亲血液供应的营养,孕妇饮酒后酒精可以不经母体的分解代谢,直接通过脐带、胎盘进入胎儿体内,损害胎儿各器官的早期发育,形成胎儿酒精综合征。胎儿酒精综合征的主要表现如下:

(1)神经精神异常,智力低下,幼年时易冲动,注意力不集中;成年后则幼稚,表达能力差,脑性瘫痪发生率高。

(2)生长发育不良,出生时多为低体重儿,即使营养充分也难赶上正常儿童的体重和身高。

(3)头面部畸形,小头占80%,眼球小且病变多,头面部扁平。

(4)其他各种畸形,如心房、心室间隔缺损,胸廓凹陷,脊椎倒凸,叉型剑突,肾盂积水,四肢畸形等。

前苏联的有关调查表明,孕妇饮酒早产的占34.5%,妊娠毒血症占86%,死产占25.5%,新生儿窒息占12.5%,难产占12.5%。

法国图克曼、迪普来两位教授在法国科学院发表的研究报告中指出,孕妇酗酒造成胎儿先天性畸形和先天性畸形的危险性比不饮酒的孕妇高2倍。

此外,孕妇饮酒与流产也有关系。美国联邦卫生部生殖流行病学研究人员发表报告:妊娠女性多次饮酒,易发生流产。研究人员对妊娠妇女进行随访调查,发现妊娠3个月时,每周饮酒4次以上的比不饮酒的流产率高9.7%。而每周至少喝醉一次的16名孕妇中,

30％发生流产,中度饮酒的孕妇流产率为20％～34％,一次饮酒5杯以上的孕妇流产率更高。

另外,我国一些地方有给孕妇喝糯米甜酒的习惯,认为其具有补母体、壮胎儿的作用,其实不然;糯米甜酒中的主要成分是酒精,喝糯米甜酒与饮酒一样,只是糯米甜酒的酒精浓度比普通白酒低而已,但即使微量酒精,也可以通过胎盘进入胎儿体内,使胎儿大脑的分裂受阻,导致发育不全。如果中枢神经系统发育受阻碍,会造成胎儿畸形和智力低下。

酒精的毒害作用和饮酒的时间、酒量有关,一般说来,妊娠早期喝得愈多,其出现畸形也就愈加明显。但是,这并不意味着怀孕期有所谓的饮酒"安全期",也不意味着有"安全量"。为了使胎儿免遭酒精的毒害,为了孩子的健康,有饮酒嗜好的女性应在计划受孕前的数月开始,以至于整个孕期都要戒酒,做到滴酒不沾。

另外,精子从开始产生、发育到完全成熟须经历3个月的时间,因此,新婚夫妇及准备怀孕的人,最好从孕前3个月起就不应再饮酒,以免影响精子质量,酿成终身遗憾。

(八) 孕前要戒烟

香烟之害虽不如鸦片,然其害非浅。吸烟对呼吸系统、心脑血管系统、消化系统的危害已成为医务人员的共识。孕妇吸烟可危害胎儿,这是美国人1957年发现的。当时发现孕妇每天吸烟10支以上,可导致胎儿的胎盘小于胎龄。1971年又有人发现,吸烟孕妇所生婴儿出生体重比对照组平均减少170克。这是由于香烟烟雾产生的尼古丁、烟焦油、一氧化碳、氢氰酸等有害气体吸入孕妇体内,会使胎盘血管收缩,减少对胎儿的血液供应,使所生婴儿的身高、胸

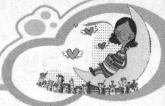

围、头围指标都小于正常儿,并且先天性呼吸道疾病的患病率增加。吸烟越多,危害越大。1979年美国卫生署综合了45篇研究报告,调查了50多万次分娩,证实吸烟孕妇胎儿畸形率增加90%。所以,孕妇不但不要吸烟,还要避免被动吸烟,家庭、办公室最好没人吸烟,丈夫为了未来的孩子也应戒烟,起码不在室内吸烟,以免母子受被动吸烟之害。

英国医生研究的结果表明,吸烟者的正常精子数目较常人少10%左右,吸烟时间越长,畸形精子越多,而且随着正常精子数目的不断减少,精子活动力也会减弱。调查表明,丈夫吸烟的孕妇先天畸形儿出生率比丈夫不吸烟者要高2.5倍左右,丈夫吸烟越多,胎儿死亡率越高。日本调查发现,父亲每日吸烟在1～20支时胎儿畸形率为0.7%,21支以上者竟达1.7%。男性吸烟主要是引起精子的变化而影响胎儿。异常精子的比率与每天吸烟量有关:每天吸31支以上者,产生形态异常精子的危险性几乎成倍增加;吸烟10年以上与吸烟日期较短者相比,精子已有显著差异,主要是数目减少和活力下降。

国外观察了67 608例单胎妊娠情况与吸烟的关系,发现唇裂、腭裂或二者兼有者在中度(10～19支/日)及重度(20支以上/日)吸烟者中患病率较高;无脑儿的发生率在重度吸烟者中较高;脊柱裂发生率也在中度及重度吸烟者中较高。据统计,孕妇每天吸烟量在20支以下,胎儿出生前后死亡危险率为20%,20支以上则为35%。而且可使婴儿先天性心脏病(常为动脉导管未闭和法乐四联征)患病率增加1倍,婴儿血胆红素水平较低,血小板数目也减少。

美国一所大学2005年3月公布的一项研究报告表明,妇女在怀孕期间吸烟,很可能会损害胎儿的中枢神经系统,令所产下的男婴极具暴力及犯罪倾向。该大学研究人员观察了丹麦哥本哈根 4 169 名生于 1959 年至 1961 年的男子到 34 岁为止的犯罪记录,发现他们的母亲曾在怀孕后期吸烟。在母亲吸烟及分娩并发症最厉害的研究对象中,有 1/4 的产妇所生的婴儿成年后均因暴力犯罪而被捕。

研究人员进一步发现,观察对象的暴力比率与他们的母亲在孕期所吸烟的数量成正比。母亲日吸 10～20 根烟,有 15％的儿子犯同类罪行,日吸超过 20 根烟的母亲,所生儿子犯罪的几率高达 17％。每天吸 20 根香烟的母亲所生的儿子,因暴力罪行被捕的机会是那些不吸烟母亲所生儿子的 2 倍。

最近英国爱丁堡大学一项研究显示,假如父母都吸烟的话,其子女患脑膜炎的机会会增加 1 倍。在希腊进行的研究表明,香烟的烟雾有助于细菌黏附在人体的咽喉组织上,而婴儿接触“二手烟”(即被动吸烟)的机会越多,咽喉的细菌积聚就越严重。这些医生的研究认为,咽喉和鼻腔上的细菌越多,引发脑膜炎的机会也越大。

世界卫生组织把 1980 年“世界卫生日”的活动内容定为“制止吸烟流行”。目前,我国在许多公共场所都明文规定禁止吸烟。为了自己和他人的健康,更为了我们子孙后代的健康,孕妇和其丈夫一起放弃这一不良嗜好是明智之举。

(九) 孕前要增强体质

要想生育一个健康聪明的孩子,父母的身体素质是优生的基础。做好孕前身体素质的调养,最关键的是夫妇要分别坚持进行健美活动,包括健美运动和有益于健美的艺术活动。满足于自我封闭式的新婚生活,无节制地纵欲则是重要的“禁忌”。保持健康的精神状态,是身体素质向正常发展的“精神卫生”条件,绝对不能忽视。

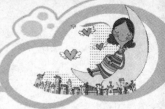

　　适当的体育运动可增强心脏的功能,这对准备怀孕的妇女是非常有利的。如果怀孕后女性的心肺功能较强,就能保证供给胎儿足够的氧气,有利于胎儿的正常发育,减缓怀孕期间出现的腰痛、下肢水肿、心慌气短、呼吸困难等症状。妊娠期间孕妇应适当参加一些体育活动,过多地卧床休息会使孕妇的胃肠蠕动减少,从而引起食欲下降、消化不良、便秘等,对胎儿的发育不利,也不利于分娩。因此,怀孕前期女性应注意坚持适量的体育活动,做到劳逸结合,避免一味休息,无所事事。

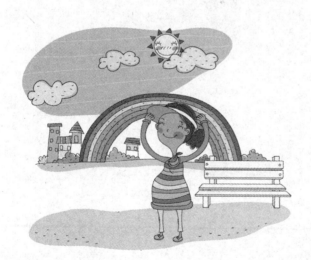

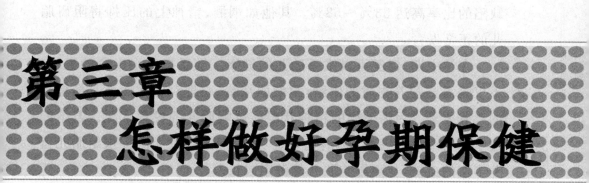

第三章
怎样做好孕期保健

培养一个聪明、健康、快乐的宝宝,孕期保健是最关键的。

在孕前期,保健可避免外界的干扰。因为此时,胎儿若受到外界的刺激,将影响其脑部及手脚的发育。在孕前期(4～8周),孕妇若服用镇静安眠药,将使胎儿四肢或神经发育等受到障碍,或停止分化。若孕妇在孕前期罹患风疹,则胎儿的眼睛、耳朵、手、脚、心脏等发生缺陷的比率高达33%～58%。其他如烟酒、精神上的压抑将阻碍胎儿的正常发育。

在孕中期,保健可以维系胎儿的健康。维系抚育小生命的生长,不仅是需要营养物质的供给,孕妇的情绪、心理对胎儿而言是最重要的营养要素。因为孕妇的精神状况能影响胎儿的发育状况。若孕妇过于兴奋或过于悲伤,则消化系统功能下降,导致无法提供给胎儿营养丰富的血液,从而影响胎儿的健康成长。

在孕晚期,保健可以呵护胎儿的心灵。至此,胎儿已发育成形,诸如听觉、运动能力都有所提高,胎儿对胎教的接受能力更强,所以此时进行胎教尤为重要。因为这将影响胎儿的性格、胎儿的习惯及胎儿的心理健康。

由此看来,孕期保健对胎儿的影响有多么重要,孕妇要时时小心,事事注意,增进自己的身心健康,只有如此,才能孕育出一个聪明、健康、快乐的小宝宝。

一、关注孕妇的体重、体形和皮肤变化

(一) 孕妇的体重变化

至妊娠足月时,孕妇体重约增加12.5千克。妊娠早期和末期增

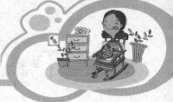

加较慢,中期较快。当每周体重增加大于 0.5 千克时,要注意有无妊娠水肿、羊水过多等情况。

现在,大家都十分重视如何补充孕妇的营养,对胎儿才有利,可是究竟怎样的体重增加,才真正能使孕妇和胎儿都获得满足,但又不会过量的营养呢?恐怕这正是多数孕妇同感困惑的问题。孕妇体重增加过多时,虽然可能产下巨婴,但是母体所增加的体重未必与新生儿的体重有绝对的关联性,孕妇可能增加 20 千克体重,却产下 3 千克不到的婴儿,或增加了八九千克,却产下接近 4 千克的宝宝。

在食物的摄取方面应该重质不重量,使体重呈理想的增加。明智的体重增加量以 12 千克为宜,最多不超过 18 千克,其中的分配量,中国人足月婴儿的平均出生体重是 3.2 千克,分娩时胎盘重达 0.6 千克,羊水有 800 毫升,子宫增加 0.9 千克,乳房增加 0.4 千克,血液增加 1 200 毫升,血液以外细胞外液增加 1 000 毫升,因此妊娠期间体重增加最少有 9 千克。为了应对产后出血、哺乳及妊娠生理变化,孕妇另外需要增加 2~4 千克的体重以贮存营养。

因此,孕妇妊娠体重增加 10~12 千克为宜,这样能确保母体迅速恢复怀孕前的体重,孕妇的体重增加总数如果少于 8 千克,便比较容易发生早产,胎儿过小,以及在子宫内成长迟缓的现象。

然而,不在乎体重的增加而尽情地吃,会使体重增加太多,也会有许多严重的风险:过重的体重会造成肌肉的沉重负担,因而引起背痛、腿痛,容易疲劳和静脉曲张;如果饮食偏高脂肪和糖类而低蛋白质的话,可能导致妊娠高血压综合征;胎儿过大则无法自然分娩,剖宫产容易发生并发症,产后多余的体重只怕也较难消除。

若将怀孕的过程每 3 个月为 1 期,则较适当的体重分配为,妊娠第 1 期增加 2 千克,第 2 期增加 5 千克,第 3 期为 6 千克。若一位妇女在怀孕后期节食使体重一直保持在建议的 11 千克,如此限制饮食会严重地妨碍胎儿营养供应。如果孕妇在怀孕前两期体重增加很少,也绝不可以在怀孕后期大吃大喝,快速增加体重。很少有孕妇能够把体重的增加控制得完全符合理想设计状态,稍微有所波动是在所难免的,每个孕妇应该尽量保持体重的稳定增长,不要有过度增加或锐减的情形。

(二) 孕妇的体形和皮肤变化

一个怀孕的妇女在身体外形明显变化以前,甚至在很难确定是否怀孕以前,妊娠激素就已给她的身体带来了初期的变化,这种变化,使准妈妈充分做好孕育子女和分娩胎儿的各种准备。孕妇身体内许多系统要发生显著变化,这里谈谈女性体形和皮肤的变化。

(1)乳房变大而丰满:孕妇首先会觉察到乳房变得大而丰满,稍微挤压就有发胀的感觉。怀孕 4 个月时,乳腺就已具有泌乳的功能,乳房的血管就有明显的扩张,乳头颜色变深。到了妊娠晚期,乳房的重量可增加 400 克。为了不使皮肤和结缔组织过度延伸,孕妇应佩戴合适的乳罩。

(2)掩盖不住的大肚子:孕妇一般要在第 16 周才开始在外形上显露出怀孕的特征。妊娠初期,出于腼腆,孕妇一般将大肚子掩盖起来。但随着时间的推移,对此也就无所顾忌了,而开始对未来的小宝宝感到骄傲。临近产时,孕妇的腹围可达 100 厘米(以肚脐为测量点)。这时有些孕妇仍比较利索,但有些孕妇则变得大腹便便了。这时孕妇的子宫长轴也从妊娠初期的 7~8 厘米增长到约 35 厘米,它的内部容积则增加了 800~1 000 倍。从怀孕第七个月开始,孕妇肚脐以上的腹部逐渐隆起,到产前一个月,隆起的部分会下移几厘米,将

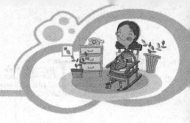

使孕妇有一种轻松的感觉。

当然，孕妇腹部的大小与胎儿发育有密切关系。胎儿越大，孕妇的腹部就越圆。

（3）失去了苗条的身材：大多数孕妇从第四个月才开始增加体重，每周约增加 300 克，到 7～8 个月时可能稍多一些；在产前 3 周，孕妇体重停止增加；孕前身材苗条的孕妇，体重增加得要多一些，一般为 11～15 千克；孕前较肥胖的孕妇，体重增加得要少一些，一般为 8～11 千克。但是应当注意，孕妇千万不要因为害怕体重增加而节制饮食，否则将会影响胎儿的正常发育。

（4）皮肤的变化：在妊娠期间激素的刺激和活跃的血液循环，会使孕妇的皮肤变得细腻红润。额头稍有皱纹的孕妇，这时会高兴地发现自己变得光润年轻了。有雀斑的孕妇，则渴望这些有碍美容的斑点一去而不复返。干燥型皮肤将变得细腻，而油脂型皮肤则会变得干燥洁净。

有的孕妇可能会在妊娠最后几个月出现皮肤发痒的症状。皮肤发痒是由于一种过敏反应引起的，爽身粉能起止痒作用。

在妊娠期间，孕妇肚脐至阴部的肚皮上，会慢慢形成一条淡褐色的色带，这条色带在产后会自行消失。

（5）头发油腻或是干燥：有的孕妇会觉察到头发有一些细小的变化。原来油腻的头发会变得干燥，而原来干燥的头发则会变得油腻。孕妇可与常人一样根据需要洗头，但在妊娠后期最好不要染发和烫发，因为染发和烫发所用的化学药水可经头皮进入血液循环。

二、布置优雅舒适的居室

家庭,是孕妇休养的场所,是胎教的外环境。可以说,在孕妇的孕期生活中,有一半以上的时间是在家中度过的。因此,准妈妈和准爸爸完全有必要重新设计准妈妈的孕期居室,从而为胎儿创造一个优雅宜人的胎教环境。

总的设计原则是整洁、安静、优雅、舒适。怀孕后,由于内分泌的变化,孕妇容易心情烦躁,加之职业妇女经过一天紧张的工作,往往身心疲惫。因此,居室的整体色彩应以淡蓝色或湖蓝色为基调,整个房间应整洁舒适,使孕妇尽快摆脱烦躁情绪,从精神上及体力上得到很好的休息。孕妇不妨在房间内挂上几张活泼可爱的娃娃画像,那将引导孕妇联想到自己的宝宝,对改善孕妇的心境可产生极佳的效果。可以根据孕妇的住房情况选择几幅湖光山色、风景优美的画及书法作品悬挂于室内,这将使孕妇心情愉悦,充满美的享受。还可以养几条金鱼,种几盆花,摆几盆玲珑精巧的盆景,给孕妇以大自然的诱惑力,激发孕妇热爱生活、蓬勃向上的精神。在厨房里摆上一盆郁郁葱葱的蒜苗,有条件的话,还可以在卧室及餐桌上的花瓶里插上一两束花,则会使孕妇精神振奋,胃口大开。毫无疑问,这样一个优美恬静、整洁舒适的休息环境,将使孕妇情绪稳定,精神愉快,从而对胎儿产生意想不到的胎教效果。如果夫妻二人已计划要孩子,那么,不妨尽早开始动手布置好孕妇的居室。

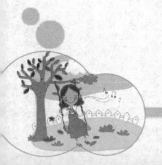

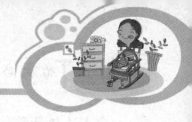

三、适时晒太阳和适量运动

（一）适时晒太阳

阳光不仅给我们的生活带来了光和热，而且还能使人体合成维生素，进而促进体内重要元素钙、磷的正常吸收。

孕妇由于腹内胎儿生长发育，以及母体自身的代谢变化，需要比正常人更多的钙、磷等营养元素。常常看到一些孕妇抱怨腿部抽筋，其实这是缺钙的一种表现，由此要求医生为她们开一些钙片服用。这时只要孕妇尽可能地参加一些户外活动，常晒晒太阳，就能促进钙、磷等营养元素的吸收。

由于阳光中的紫外线具有杀菌消毒的作用，因此孕妇本身，孕妇的被褥，以及为婴儿准备的被褥、衣物等用品常晒晒太阳，都可以达到消毒防病的目的。天气好时不妨打开窗户让阳光进入室内，同样可以起到空气消毒的作用。

什么时候晒太阳，孕妇应根据季节、时间及个人的具体情况掌握。例如，盛夏季节，烈日炎炎，完全不必专门晒太阳，只要在早晚或白天树荫下的散射阳光就足以满足孕妇的需要了。在其他的季节，根据我国的地理条件，春秋季以每天上午 9 点至下午 4 点，冬季以上午 10 点至下午 1 点阳光中的紫外线最为充足，孕妇可以选择在这段时间内晒太阳。有些人喜欢在室内隔着玻璃晒太阳，其实这样做并不能算是晒太阳，因为阳光中的紫外线不可能通过玻璃进入室内。

晒太阳还可以呼吸新鲜空气，这也是有利于孕妇及胎儿生长发育的。空气与阳光一样，是大自然赐予人类的生存条件，空气中的氧气是人体新陈代谢过程的重要条件。新鲜空气中氧气含量高,有害物质少,能有效地提高人体血液中的氧浓度,有助于人体的健康,对于孕妇自身的代谢及胎儿的生长发育具有更为重要的作用。

另外,孕妇应该注意的是,要少去厨房及影院、车站、商店、闹市及交通要道等空气污浊的场所,可以在每天清晨及傍晚到附近公园或树林、草地等空气清新的地方散步,条件允许的话还可以在星期日来一次郊游,到大自然中呼吸新鲜空气,以缓解郁闷的生活。

(二) 适量运动有利保健

孕妇还可以进行一些适当的活动。研究结果表明,胎儿的生长发育不仅与孕妇妊娠期间的营养有关,而且与运动也有密切的关系。

首先,胎儿的正常发育需要适当的运动刺激。运动能促进血液循环,增加氧的吸入,提高血氧含量,加速羊水的循环,并能刺激胎儿的大脑、感觉器官、平衡器官,以及循环和呼吸功能的发育。

其次,适度的运动能解除孕体的疲劳,有效地调节孕妇神经系统的平衡,使孕妇心情舒畅,精神振奋,当然也不会使孕妇腹内的胎儿受感染,使胎儿和孕妇一样处于最佳心理状态。

再者,适当运动能避免孕期肥胖,使孕妇的肌肉及骨盆关节等受到锻炼,为日后的顺利分娩创造有利的条件。

此外,适当运动还可以促进母体及胎儿的新陈代谢,既增强了孕妇的体质,又使胎儿的免疫力有所增强。因此,孕期适当的运动对于孕妇来说的确是一种保健妙方。

总而言之,孕期适当的运动有利优生,是胎教行之有效的辅助措施。如果孕妇平时没有一点体育运动的习惯,那么从现在开始应该改变一下,必须安排一些科学的、适当的运动,切不可整日静卧,懒懒

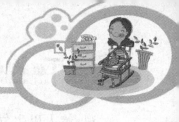

散散,那样做对孕妇和胎儿没有任何好处。

需要强调的是,孕妇不同于一般人,有其特殊的生理特点。因此,孕期运动要因人而异,适可而止,切不可进行高强度的运动。要知道,任何过量的运动都可能给孕妇和胎儿带来危险。

一般说来,运动是否适度,以不感到疲劳为标准。孕妇只要每天做 10 分钟的体操,并选择一个空气新鲜的地方步行 30~60 分钟就足够了。如果孕妇是运动员,或者孕前就习惯于某种运动,那么孕后可以继续进行这些运动,但前提是禁止高强度及过量的运动。一般情况下,以步行、慢跑、游泳、骑自行车等运动方式比较合适。

在怀孕早期,孕妇可从事一些不剧烈的活动,如短途骑自行车、打台球、跳交际舞等;妊娠进入中晚期,可选择一些节奏缓慢的运动项目,如打太极拳、散步等。此外,还可做一些轻微的家务。

四、合理穿着打扮和充足睡眠

(一)合理穿着打扮

穿着打扮的目的是给人以美的享受。怀孕后,孕妇的体态变得臃肿,面部也陡然增加了一些黄褐色的斑点,这使许多孕妇感到苦恼,她们认为自己此时是最难看的,因而往往不修边幅。其实,一个人的魅力往往是多方位体现的,如果能正视这一点,从心理上认为自己怀孕期间最能体现女性美,而且注意精心装扮自己,则会保持心理平衡,有助于维护孕妇的良好心境,对于孕妇及胎儿的身心健康是十分有利的。

这时不妨把头发剪短一点,让脖子完全裸露出来,梳理得整齐美观,给人以生气勃勃的感觉。但不宜烫发,尤其不宜用冷烫精烫发,以免殃及胎儿。为掩饰憔悴的面容,孕妇可化淡妆,不宜浓妆艳抹。一来这时的皮肤比较敏感,过度的化妆品刺激易引起皮肤病,对胎儿不利;二来不符合人们的审美情趣,其结果只能是东施效颦。

孕妇应选用轻软透气、吸湿性能好的织品,不宜选用涤纶等化纤类织物,并注意衣服宽松肥大,不宜紧身,更不能把腰带勒得过紧,以免使腹部受压,影响胎儿正常发育。因为在外来压力下,可致胎儿骨骼变形,组织器官发育不良,胎位不正等。同时,也会使孕妇的体形显得更加笨重。

孕妇的鞋子应轻便合脚,最好是穿鞋底平厚、鞋帮松软的布鞋,而不宜穿高跟鞋。因为穿高跟鞋重心不稳,容易跌跤,而且因身体前倾,容易压迫腹部,不利胎儿血氧供给,影响其生长发育。

孕妇的乳房因怀孕而进一步发育,为防止日后出现垂乳,可选择佩戴纯棉的胸罩,但不宜过紧,以免影响呼吸和肺活量及乳腺的正常发育。

(二) 保持充足的睡眠

常常听到妊娠期妇女抱怨睡眠不好,有的甚至通宵失眠。随之而来的是心情烦躁,疲乏无力,精力不集中等,严重地影响了正常的工作、生活,以及孕妇和胎儿的身心健康。

我们知道,睡眠是一种生理现象,可以使人消除疲劳,补偿损耗,恢复体力,使机体获得充足的热能。孕妇由于担负着双重任务,机体损耗大,容易疲劳,这就更需要充足的睡眠来保证孕体的健康。一般来说,孕妇每天应保证8个小时的睡眠时间,并且要注意睡眠质量,睡得越深沉越好。

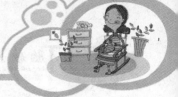

　　那么，怎样使孕期睡眠达到一定的深度和时间呢？首先必须养成有规律的睡眠习惯，"日出而作，日落而息"，久而久之，习惯成自然；其次，睡前不要看书，也不要饮用带有刺激性的饮料，做到心境安宁，没有杂念，最好先上个厕所，排空膀胱，并坚持每日用温水洗脚，对促进良好睡眠有一定的帮助；最后，要保持室内安静和空气新鲜，卧具要整洁、舒适。还可进行一些自我按摩，如用双手食指推抹前额约 30 次，或用拇指推擦太阳穴 30 次等方法，可帮助孕妇解除失眠的烦恼。

　　另外，要达到良好的睡眠还与正确的睡姿有关。一般说来，由于心脏居于左侧，故最好是右侧卧，这样可减少对心脏的压力。但孕妇应左侧卧，原因是随着怀孕月份增加，子宫不断增大，最后几乎占据了整个腹腔，致邻近组织器官受挤压，子宫不同程度地向右旋转，从而使维护子宫的韧带和系膜处于紧张状态，系膜中营养子宫的血管也同时受牵拉，影响了胎儿的氧气供应，容易造成胎儿慢性缺氧。孕妇采取左侧卧姿，则可减轻子宫的右旋转，缓解子宫供血不足，有利于胎儿生长发育和分娩。

　　有些怀孕月份较大的孕妇，担心侧卧会挤压胎儿，于是采取仰卧的姿势。殊不知孕妇在仰卧时，硕大的子宫会挤压腹腔中的腹主动脉和下腔静脉等大血管，造成邻近的部分组织器官动脉血液供应不足和静脉血液回流障碍，而致子宫血液供应不足。孕妇长时间仰卧还会使肾脏供血不足，易引起血管紧张素增高，排尿量减少，出现水肿，并易导致妊娠高血压综合征。由此看来，孕妇左侧卧对自己和胎儿的健康都十分有利。

五、保持正常的体态和做好乳房保健

(一) 保持正常的体态

女性的风度实际上与日常行、走、站的姿势也有关系,有些习惯在不经意之中于妊娠期就养成了,以后想改都难,所以在妊娠期要养成保护背部的良好习惯。妊娠期随着子宫和胎儿的日益增大,重心前移,给脊柱和背部肌肉带来很大的负担,为保持身体平衡,防止拱背,须保持正确姿势,应该注意以下几点:

(1)正确做家务:增大的子宫会给孕妇的背部带来牵拉和不适,所以每天做家务时要知道如何保护自己的背部。如果孕妇弯腰或提取重物时,最好用蹲着或跪着的姿势代替弯腰,这样可使脊柱不致太弯,也可减少对腹部的压力。

(2)提物与携带物品:当孕妇准备提起一件东西时,可先弯屈膝部,取蹲位,并尽量挺直背部,再把东西拿到靠近自己身体的地方,切勿从很高的地方够取物品,因为孕妇可能会失去平衡。如果孕妇用袋子携带的物品过重,势必使一侧背肌用力过大,增加平衡的负担,最好把它等分为两件,左右手各提一件,以分散重力,保持左右平衡。

(3)站姿要正确:应保持背部舒展并且挺直,目的是使胎儿的重量集中到孕妇的大腿、臀部及腹部,并且受到这些部位的支撑。这种站立的姿势将有助于防止背痛,并可增加腹部肌肉的力量,同时会使孕妇分娩后较容易恢复原来的体形。

(4)纠正不良的姿势:有的孕妇体质较差,肌肉乏力,加上胎儿的生长,其重量会影响孕妇身体的平衡,以致可能出现过分拱背,并且

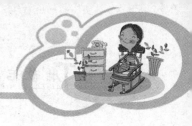

向前挺出腹部。所以，应纠正不良的体态姿势。

（二）做好乳房保健

母乳是婴儿最好的天然营养品。母乳新鲜、干净、无菌，含有各种预防疾病的免疫物质，可以提高婴儿对疾病的抵抗力，以母乳喂养的婴儿很少发生消化道疾病。吃母乳的婴儿，由于与母亲温暖舒适的身体接触而获得良好的身心教育，情绪稳定，发育较好。据研究，这种触觉和刺激还可能对婴儿的记忆过程有很大的作用。

既然母乳的作用如此重要，那么妊娠期间注意乳房保健也就十分必要。

妇女怀孕后，乳房开始变大，乳腺发达，如果不使用乳罩保护，会使乳房组织松弛，乳腺发育不正常。但过于压迫乳房，又会使血液循环不畅。因此，孕妇应在妊娠早期就特别注意使用合适的乳罩，用那种肩带宽与不挤压乳房的为宜。孕妇若在妊娠期和哺乳期用合适的乳罩支持乳房的重量，则在断奶后，乳房会恢复到孕前的形状和坚挺度。

初孕妇女的乳头有时是平坦的，甚至是凹陷的，从第 4 个月开始，每天应至少 1～2 次用力牵拉乳头数下，这样有助于凹陷乳头的矫正，目的是使产后的母亲能立即给婴儿喂奶，市场上的乳头罩，孕妇可根据需要选用。开始时每天戴几个小时，在妊娠后 3 个月每天可酌情增加佩戴时间。用这种方法可以将乳头轻轻拉出，较好地纠正平坦或凹陷的乳头，而且没有痛苦。

初孕妇女乳头皮肤比较娇嫩、干燥，容易皲裂。为了防止干燥、皲裂，在孕期应当经常擦洗乳头，并涂些凡士林油，使乳头皮肤逐渐变得坚韧。

六、节制性生活和消除孕期的不适症状

(一) 孕期节制性生活

怀孕后性生活对胎儿有没有影响,是夫妻双方都很关心的问题。有些人主张禁欲,怕动胎气,影响胎儿健康成长;也有些人主张,怀孕后根据不同时期可以有节制地进行性生活,这对协调感情和胎儿均有好处。

许多夫妇在怀孕之后,性生活常常陷入困顿与不和谐的境地。妻子性欲下降,对性生活不感兴趣,或害怕性生活损害胎儿,因而时常拒绝丈夫的性要求;丈夫则感到性压抑、困顿烦躁,甚至夫妻之间经常发生摩擦、口角。其实,只要充分了解女方怀孕阶段的生理特点,夫妻间加强相互理解、相互爱护,就能正确处理好这一尴尬问题。在针对不同孕期的性生活方面,专家的建议是:

在孕早期,即妊娠 12 周以前,胚胎和胎盘正处在形成时期,胚胎着床尚不稳定,如果此时有性活动的刺激,容易发生子宫收缩,从而导致流产;或者在性生活中易将阴道内的细菌带进子宫而发生感染,造成妊娠中晚期发生早产及胎膜早剥的隐患,这些无论从优生角度,还是对孕妇本身都是很不利的。特别是有习惯性流产史者,在妊娠头 3 个月更是绝对禁忌性活动,以免再次惊动胎儿,触发流产。

然而孕早期对性生活也不是绝对禁忌的,偶尔为之也不必担心。只要没有流产史,女方一向体质较好,可以尝试着几次性生活,应采取温柔方式,切忌粗暴激烈;要避免插入过深,切勿对子宫和宫颈进行强烈的冲撞。动作应柔和,动停结合,以阴道外 1/3 为主。最好使

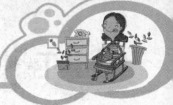

用避孕套,以免前列腺素刺激产道。翌日观察女方的反应,即便妻子无任何不适,也应该尽量减少或避免性生活。作为丈夫应理智地控制自己的性需求,不可恣意妄为。

在孕中期(妊娠13~27周末),由于胎盘全部形成,胎儿处于相对稳定时期,所以恢复正常性生活是完全可以的。这时的性活动,可以使夫妻双方精神和身体得到放松,保持夫妇间亲密的关系,同时还可以保持身材,为分娩锻炼骨盆肌肉。

健康的性活动可以使人充满活力,增加人体细胞的吸氧量,刺激各器官和组织功能,还能减轻压力,有助于消化。在性活动中特别能使盆腔血液循环得到改善,强化阴道和会阴部的肌肉更富有弹性、有力,为消耗体力的分娩更加顺利做准备,同时也有助于产后复原。所以,对妊娠中期的性生活,夫妻双方都不应轻易放弃,只是要求性生活的方式不要过于剧烈。虽然此期对房事不是绝对禁忌,但也要节制。

孕晚期(妊娠28周至出生)阴道和子宫的黏膜变得柔软,并因充血而容易被损伤。在怀孕最后三个月,性交时由于精液中的前列腺素具有引产作用,使宫颈变得柔软,对催产素变得更敏感,从而容易引起早产。此外,容易引起子宫出血或产褥热。一项调查表明,产褥期发生感染的妇女中,有50%在妊娠末期有过性生活。尤其在妊娠晚期,因性交引起胎膜早破率增加的事实已为医学界肯定。而且,易引起羊膜炎,严重的还可发生胎儿宫内感染。所以在这一时期,尤其是在妊娠33周以后,要禁止性交,可避免一些不必要的痛苦。

另外,如果孕妇系高危妊娠(有自发性流产、早产、死胎史,并有妊娠合并症,如合并心脏病、高血压、糖尿病、肾病等),也应注重保胎,严格禁止性生活。

为了防止一方性欲强烈,影响夫妻感情,可采取以下办法:①夫妻分床,尽量减少性刺激。②转移注意力。生活闲散、无所事事容易使人想入非非,夫妇可以找点事做做,如看书、散步等。③女性渴望与爱人肌肤相亲,有时并不单纯是要求性生活,她们更多的是满足于爱人的爱抚与温情,因此丈夫可以以边缘性性行为来代替性交,如拥抱、抚摸、接吻等。④若性欲难以自制也可有适当的性生活,但动作要轻柔、浅入,体位以侧卧为宜。

总之,在整个妊娠期,丈夫要坚持节制性生活,对妻子要充满真诚的爱心,把自己对性生活的兴趣转移到为小宝宝出生做准备的方面。妻子则对丈夫也要经常表示温顺的爱,不要把爱心全部放在未出世的宝宝身上而忽略了对丈夫的感情。

(二) 科学地消除孕期的不适症状

怀孕除令人高兴外,也有一些不适的感觉。以下介绍孕期常见不适症状及处理办法。

(1)牙龈出血:由于妊娠期激素的变化,牙龈增厚变软,使食物易在牙袋内积存,致使局部感染,引起疼痛、水肿、出血。要注意口腔卫生,定期到口腔科检查,并把怀孕的事告诉医生,避免做牙齿的 X 线检查。

(2)背部疼痛:孕激素的作用,导致腰骶部、骨盆及髋部关节处肌肉过度紧张,尤其在不恰当的体位时背部疼痛更加明显。出现这种情况不要服用止痛药,按摩可缓解疼痛。要注意保持良好的姿势,加强体育锻炼,增强脊柱的柔韧性。不宜穿高跟鞋,避免提重物,选择较硬的床垫,均可有效缓解疼痛。

(3)腹部疼痛:从坐位或卧位站起时,会在一侧下腹部感觉疼痛,

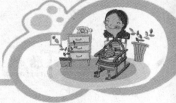

其原因是支持子宫的圆韧带的伸展。可用热水袋局部热敷以放松肌肉，从而缓解疼痛。

（4）便秘：怀孕后孕激素使肠道肌肉放松，肠蠕动减慢，肠内容物滞留，导致便秘，甚至引起痔疮。因此，必须保持大便通畅，有便意时应马上排便。平时要多吃含粗纤维多的蔬菜，如芹菜、韭菜、白菜、菠菜、丝瓜等，可增加肠道蠕动。多饮水，多吃水果，其中以香蕉为首选，但不宜多吃柿子。每天早、晚各吃一匙蜂蜜可以润肠。工作时要经常变换姿势，避免久坐或站立。

（5）小腿痉挛：也就是我们平时说的腿肚子抽筋，常在夜间发生，多因缺钙所致。另一个原因是孕妇腹部体积增大，使腿部肌肉负担加重。目前医学界还有一种看法，认为体内钙磷比例失调也会增加小腿痉挛发生率，建议不吃那些含磷较多的软饮料、快餐食品及加工过的食品。痉挛发生时，可将腿伸直，脚趾向前跷，或用力按摩几分钟均可缓解痉挛。每天睡觉前按摩腿脚，将下肢稍垫高一些再睡，亦可起到预防作用。

（6）尿频：常发生在怀孕早期和晚期，是由于膨胀的子宫压迫膀胱引起的。因此，有尿意就及时排出，不要憋着。睡觉前少饮水，在妊娠晚期，排尿时可前后摇动身体，有助于减轻膀胱受压及排空膀胱。如果发现尿痛或小便混浊，应马上就医。

（7）鼻出血：孕激素使鼻黏膜增厚变软，出现鼻塞、鼻出血、鼻充血及流涕。应避免干燥的环境，不可擅用滴鼻液。出血时，应轻压鼻翼，身体稍向前倾。

（8）水肿：增大的子宫压迫下肢静脉而影响血液回流，下肢及手指部液体滞留，使手、足及踝部出现水肿。治疗水肿最好的办法是通过锻炼或变换姿势来改善局部的血液循环。应避免长时间站立，注意少吃盐,多吃冬瓜、西瓜。睡眠取左侧位,下肢适当垫高,水肿即可消失。

七、安胎与养胎

(一) 1～4周的安胎与养胎

(1)胎儿的观察:妊娠的第一个月为胎芽期,新生命在此期的成长速度是其一生中最快的。妊娠第二周末精卵结合,受精后约4天,分裂成细胞团的精卵沿着输卵管到达子宫。第三周,细胞团脱去外膜,为着床做准备。第四周,胚胞已牢固地植入子宫里。在这个时期,胎儿神经系统、血液循环器官的原形(形成基础的组织)几乎都已出现,肝脏从这个时期开始明显发育;眼睛和鼻子的原形还未生成,但嘴和下巴的原形已能看到;与母体相连的脐带也从这个时期开始发育。

(2)母体的变化:怀孕1个月指从末次月经开始起的四周时间,怀孕一般是在这个月的中旬前后。这一时期子宫形态变化不大,与未怀孕时一样大小,但子宫内膜发生了明显变化。此期孕妇基本感觉不到身体有什么变化和异常,但也有人出现浑身无力、发热或发冷等类似感冒的症状,或嗜睡、无力等症状。

(3)妊娠确诊:一般月经周期正常者,月经推迟10天以上还未来并伴有呕吐、乳房变化、皮肤变化、尿频等情况时,应及时找医生检查为宜。一般经过问诊、身体检查和内诊可诊断是否妊娠。如难以确诊可配合尿检,但如是妊娠的极早期,不仅体检难以发现变化,尿检也难以发现绒毛膜促性腺激素。

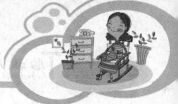

（4）饮食与营养：在妊娠第一个月，胎儿的神经系统、血液循环器官和肝脏、脐带开始发育，保证丰富的营养才能使神经系统健康发育，所以孕妇一定要注意饮食营养。首先应注意培养良好的饮食习惯，不挑食，不偏食，保证全面、合理的营养，蛋白质、脂肪、糖类、无机盐、维生素和水都应保证摄入量。不同的食物富含的物质也不相同，在食用时应当有所选择，如动物性食物含锌、铜较多；各种豆类、蛋、瘦肉、鱼等都含有丰富的蛋白质；瓜果、蔬菜中含有丰富的维生素；海带、紫菜、海蜇等食品含碘较多；芝麻酱、猪肝、黄豆、红腐乳中含有较多的铁。富含B族维生素的食品应多摄入，以防止出现便秘而加重初孕反应。如有需要也可适量地服用维生素或微量元素制剂，但补充不宜过量。

在此期间，孕妇常常在饮食嗜好方面会有轻重不同的改变，如怕闻油腻味、喜食酸味食物等，所以在饮食上应注意搭配，少量多餐，少吃腥腻食品，以清淡口味为主，并适量吃些酸味食品和冷却食品，以增进孕妇的食欲，但应避免饮浓茶、浓咖啡及可乐型饮料，白开水是最理想的。许多初孕者早起孕吐，常常是空腹造成的，在床头放些食物，早上醒来食用可缓解恶心症状。如频繁呕吐要注意补充水分，防止脱水，可多饮水或吃些水果、蔬菜、牛奶、汤类等食物。

（5）运动与动作：怀孕时更应该锻炼身体、增强体质。鉴于怀孕的特殊情况，很多运动不宜进行，但可进行的锻炼方法、运动项目还有很多，如做孕妇操、在家中做些轻便家务等。散步是孕妇最适宜的运动，可有效增强孕妇和胎儿健康，孕妇应每天坚持进行。散步可以呼吸新鲜空气，增进神经系统和心、肺功能，促进血液循环，增强新陈代谢，加强肌肉活动，增强体力，为正常顺利分娩打下一个良好的基础。散步地点应选择空气清新、氧气充足、安宁恬静、干净暖和的环

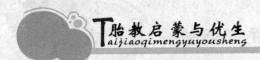

境,对身心将是极好的调节。特别应当注意的是孕妇活动和锻炼都要避开人群,以防撞击到肚子和(或)传染疾病。

(6)心理状态:怀孕早期的种种反应、不适及对怀孕的心理负担都会使孕妇心情紧张,情绪波动,这对孕妇和胎儿都是极为不利的,孕妇应尽量保持心情舒畅。

首先,要认识到早孕反应并不是异常反应,大多数妇女怀孕后都会发生。其次,使用一些方法调节情绪,以减轻怀孕初期的妊娠反应,如看电影、去朋友家做客、逛公园、听优美动听的音乐等。当自己厌食、烦躁、紧张时,要提醒自己这样做对孩子健康发育不利。再次,要注意消除孕妇对怀孕的心理负担。孕妇本人不要去担心胎儿的性别、体形变化、分娩的痛苦等,家人也不要给孕妇施加压力,并给予充分的理解和帮助。最后,注意寻找安慰和支持,不要孤军作战。孕妇应多与丈夫、亲友、医生等进行沟通和交流,这是舒缓情绪,放松心情、减少压力的好办法。特别是丈夫的作用是极为重要的,丈夫的陪伴和对妻子烦恼的谅解、忍让、体贴、关心、劝导等,是对妻子最大的安慰和支持。

(7)孕期的性生活:这段时期是最容易发生流产的时期,夫妻俩最好不过性生活。

(8)身体异常和疾病:许多疾病都会对孕妇和胎儿产生严重的后果,怀孕期间患病是每个孕妇最害怕的事情之一。如果身体携带病毒,或者病毒潜伏在生殖器官中,或者病毒处于增殖状态,都可以增加胚胎流产和畸形的危险。怀孕早期感染风疹病毒,婴儿先天畸形的发生率高达72%,并且巨细胞病毒、流感病毒、腮腺炎病毒等也可导致胎儿畸形。因此,如感觉不适,应立即到医院就诊,千万不要自己乱用药物。

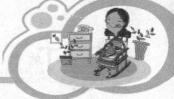

另外,如果孕妇出现阴道出血、持续下腹疼痛、腹部包块等现象,应引起重视,并立即去医院进行诊治。如果怀孕前就患有高血压,从此时起就应当检测和控制血压,如患有糖尿病、心脏病、肝肾疾病等,应遵医嘱,严重时可考虑终止妊娠。

(9)孕期用药:第一个月是胎儿神经系统、四肢、眼睛开始分化时期,在此期间应尽量不使用药物。有一些药物在这期间会对胎儿发育造成影响,甚至导致胎儿畸形和神经系统缺陷。要远离可诱发胎儿畸形的各种药物,如四环素、土霉素、多西环素(强力霉素)、氯氮䓬(利眠宁)、氯丙嗪、苯海拉明等。孕妇只能服用经医生确定的处方药物,在孕妇因各种原因就诊时,要对医生讲明已怀孕,以便医生能针对孕妇的情况选择可以使用的药物。这一时期可在医生指导下补充叶酸,它将最大限度地保护受精卵不发生畸形。

(10)生活的注意事项:第一个月是胎儿神经系统、四肢、眼睛开始分化的时期,有害因素易导致胎儿畸形。所以在日常生活中,孕妇不仅要戒烟,并且要避免"二手烟"的伤害。要保证睡眠的时间和质量,减少工作量和时间。不要到人群密集的地方,避免与流感、风疹、传染性肝炎等患者接触。使用肥皂,而不宜用洗衣粉。寒冷刺激有诱发流产的危险,不要直接接触冷水。热有致畸作用,不要热水沐浴过久,不要使用电热毯等产生电磁场的物品。不要涂抹口红,最好不要使用化妆品和香水等。选择宽松、舒适的衣服,避免腹部和乳房受到挤压,不要穿着吊带或紧身衣服,选用轻软、透气、保暖、吸湿性能好的衣料,以棉织品最佳。选用能牢固地承托乳房,而又不压迫乳房、乳头的内衣。鞋子要求能够支持体重而且感到舒适,不应穿高跟鞋和完全平底的鞋子。远离电磁污染,听音响、看电视时要保持一定的距离,少用电脑、微波炉等,不要使用手机。远离清洁剂、油漆、汽

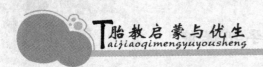

油和胶水等挥发性的物质。

（二）5～8周的安胎与养胎

（1）胎儿的观察：怀孕7周左右，胎芽已大体成为人形，2～3厘米长，4克左右重。此时，胎儿骨骼钙化差，有弹性，仍为软骨状态。骨骼及内脏已具雏形，特别是肝脏、神经管、大脑正在迅速发育之中。从外部来看，胚胎的尾巴逐渐缩短，头和躯干已能清楚地分辨，手、脚，甚至手指及脚趾都一一分明，有的胎儿还能见到指甲部分。头部分化、发育，眼睛、耳朵、嘴大致出现，颜面基本可以辨别，但两眼距离还很宽，分别长在头的两侧；内外生殖器官原基已可辨认。子宫底蜕膜绒毛不断繁殖，准备制造胎盘，脐带组织开始出现，胎儿漂浮在羊膜腔羊水内，母体和胎儿联系紧密。

（2）母体的变化：孕妇怀孕症状明显，持续停经，感到疲乏、嗜睡、头晕、食欲缺乏、挑食，嗅觉变得敏感，怕闻油腻味，早起恶心，甚至呕吐，严重时还有头晕、疲乏无力、倦怠等症状。子宫逐渐增大，腹部仍看不出变化，但已经可在盆腔内压迫膀胱引起尿频，因其并非尿路感染，故不出现尿急和尿痛症状。乳房发育，乳头、乳晕颜色加深，乳头增大且变得敏感，乳头周围出现一些小结节，且有些人的乳房有轻度刺痛和胀痛，偶尔还可挤出少量乳汁。另外，基础体温持续升高，有下腹部、腰部不适感，外阴湿润，有白色黏稠的分泌物。

（3）产前检查：怀孕期母体的健康是至关重要的，要按时接受必要的检查、测定，定期做产前检查，参加孕妇保健指导，为顺利度过怀孕、分娩、产褥期及孕育出健康的后代做好保障。在妊娠第二个月应检查的内容有：身高、体重、腹围、子宫底、血压、血型、血红蛋白和血细胞、梅毒血清反应、尿、肝功能、风疹及弓形体抗体检查等。在怀孕

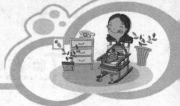

期间还要根据需要进行一些特殊检查,如在可以听到胎心音后,可听取胎心音以判断葡萄胎和双胞胎的可能;检查有无水肿,以判断妊娠中毒的可能。此外,孕妇要在每次定期健康检查时进行骨盆形状及内外径测量,观测产道的情况,以判断其能否采取正常的分娩方式。

(4)饮食与营养:在此期,孕妇会由于妊娠反应而导致呕吐、食欲不佳等,但为了胎儿的健康,孕妇还是要注意饮食营养。在饮食上,应注意合理搭配,少量多餐,少吃腥腻食品,选择清淡可口且易于消化的食品,保证全面、合理的营养,并注意补充水分,防止营养不良和脱水、少尿等。此时,还可以有目的地选择一些有特殊作用的饮食配方,以利于减轻孕妇的妊娠反应,使其顺利度过反应期。以下为止呕安胎食谱:

①止呕饮食

● 生姜米汤:米汤内滴入数滴生姜汁,频服。

● 牛奶韭菜末:将少量韭菜末调入煮开的牛奶内,服用。

● 生地黄粥:白米粥临熟时加入地黄汁,搅匀食用。

● 白术鲫鱼粥:去鳞及内脏的鲫鱼 30～60 克和粳米 30 克共煮粥;白术 10 克洗净,煎汁 1 000 毫升,将药汁加入粥中搅匀,每日 1 次,连服3～5 天。

②安胎食谱

● 鸡子粥:糯米用清水浸泡 1 小时后加入烧开的清水中,待再沸后改用文火熬煮至粥成,放入阿胶,淋入打碎搅散的鸡蛋,候二三沸,再加入猪油、精盐搅匀即成。

● 大艾生姜煲鸡蛋:鸡蛋煮熟后去壳,艾叶、生姜与鸡蛋同煮。煲好后,饮汁吃蛋。

● 乌贼鱼粥:先将乌贼鱼用温水泡发,冲洗干净、切成丁块;粳米淘洗干净。炒锅放入花生油烧热,下葱、姜煸香,加入清水、乌贼鱼肉,煮至熟烂后再加入粳米,继续煮至粥成,然后用精盐调味即可。

(5)运动与动作:孕妇在妊娠第二个月时,还可坚持妊娠第一个月时的运动项目,但有些动作应该禁忌。因为怀孕的头几个月是容易发生先兆流产和自然流产的时期,不适宜的运动和动作都有可能引起流产,并且一些运动与动作还会对胎儿造成不良影响。因此从此时起,为了母子的健康和安全,孕妇应避免长时间站立的工作或波及腹部震动的工作,以及大体力的运动项目等。还有一些动作,孕妇应禁忌,如趴在床上、骑自行车、长时间逛街、在人群密集的地方穿梭、长时间或频繁乘公共汽车、停留在有坚硬棱角的物品周围、靠在桌子上、提或抱重物、大幅度的弯腰动作、用力的动作等。这一类的动作对孕妇来说是很危险的,很容易造成流产,所以在怀孕时一定要禁忌。在这里需要特别指出的一个动作是,蹲下或弯下腰后猛然拿、抱或抬重物起身,这是一个极易引起流产的动作,孕妇千万要禁忌。

(6)心理状态:胎儿的出现,早孕反应,妊娠导致的内分泌改变,社会角色的变化加上考虑到有关分娩的这样和那样的问题,都会使孕妇的情绪和心理发生改变。许多女性难以接受这种突然的改变,从心理上还不太愿意接受这个小生命,常常会出现烦躁、激动、依赖性强,有时还会哭喊不止。这时就要求孕妇从自身做起,尽量把心放宽些,并且家人也要给予支持和理解。尤其是做丈夫的,应从情感上、生活上及其他方面关心孕妇,帮助孕妇消除顾虑,丰富生活,增强信心。针对孕妇心理状态采取以下调适措施:

①创造安静、舒适的生活环境。良好的环境是胎儿健康发育的必要条件,环境污染和噪声对胎儿的危害很严重。所以做丈夫的应努力使居所环境保持清静、优美,并注意保持环境卫生,尽量避免

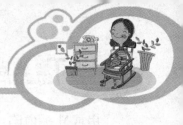

噪声。

②努力创造和谐、愉快的生活。丈夫应该经常陪伴妻子,多体贴、关心妻子,并要随时注意妻子的情绪变化,对妻子的烦恼给予谅解,对妻子因不良情绪产生的坏脾气应多忍让,耐心开导,主动承担家务,做一些符合妻子口味且营养丰富的饭菜,通过各种方法缓解妻子的不适。

③帮助妻子培养对胎儿的爱。父母从此时起就应把胎儿当做一个完整的孩子,要培养对他的爱,发自内心的关心、爱护他。尤其是孕妇的情绪会直接影响胎儿发育和健康,丈夫应当多陪伴妻子看些激发母子感情的书刊或电影、电视,想象、描绘孩子将来的样子和由他带来的美好生活,帮助妻子克服因妊娠反应、体形改变、色素沉着等原因产生的对妊娠和胎儿的排斥,增进母子感情。

(7)孕期的性生活:这段时期是最容易发生流产的时期,性交对孕妇和胎儿会产生刺激,最好是不进行性交。

(8)身体异常和疾病:从此时开始,妊娠表现会越来越明显,早孕反应会使孕妇感到疲乏、嗜睡、头晕、食欲缺乏、挑食,嗅觉变得敏感,怕闻油腻味,早起恶心,甚至呕吐,严重时还有头晕、疲乏无力、倦怠等。由于此时子宫迅速扩张,孕妇会感觉肚子疼,这种现象有一部分孕妇会有,也有些孕妇不会出现。如遇到类似情况时,应正确对待,不要害怕,同时也不要漠不关心,如疼痛持续加重应引起足够的重视。由于子宫逐渐增大,可在盆腔内压迫膀胱引起尿频,孕妇会频繁地去卫生间,这是正常现象,不要为此感到不好意思。

此时还要注意乳房的一些改变,如乳房发育,乳头变得敏感,乳晕颜色加深,乳头周围出现些小结节,乳房轻度刺痛、胀痛,偶尔还可挤出少量乳汁等。如果乳房出现严重的变化,如出现肿块、压痛、乳房或乳头内陷,尤其为非对称性时,应该到医院进行检查和诊断。

(9)孕期用药:药物对于胎儿的致畸作用很严重,所以在妊娠期最好杜绝服用一切药物。但在生病时,应在医生的指导下服用药物进行治疗,不能自己乱服。在就诊时,应告诉医生自己已经怀孕,以便医生能针对孕妇的情况合理地选择可以使用的药物,或采用孕妇能接受的治疗方法进行治疗。孕妇在补钙、补叶酸或补充其他营养物质或食用某些保健品等情况时,也要遵医嘱,以避免进补不合适导致流产、早产或胎儿畸形等。

(10)生活中的注意事项:此期是容易发生先兆流产和自然流产的时期,为了母子的健康和安全,孕妇应避免激烈的活动和不适宜的动作,减少工作量和工作时间,注意合理的休息,保证充足的睡眠,要合理地摄取营养。戒烟,避免"二手烟"的伤害,并戒酒。不到舞厅、酒吧等地方玩耍,因为这些地方人多繁杂,且空气不好,孕妇容易被人或物撞到肚子,并且还容易感染病毒,引起流产。

注意劳动防护,这一点尤其重要,孕妇应尽量避免以下几种工作:独自在野外工作,接触电离辐射的工作,接触刺激性或有毒化学物的工作,接触各种病毒或病人的工作,经常接触动物的工作等,这些工作很可能给孕妇带来危险,并且工作中的很多致畸因素可造成流产和胎儿畸形。

(三)9～12周的安胎与养胎

(1)胎儿的观察:到妊娠3个月,胚胎期已结束,进入胎儿期。胎儿已长成人形,身长约9厘米长,体重20～25克,其体形已达到胚芽期的3～4倍或以上。此时,胎儿骨骼的钙化明显,原来的软骨组织逐渐骨化(变硬),心脏、肝脏、胃、肠等内脏器官更加发达,肾脏逐渐发达,

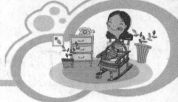

输尿管形成,胎儿可进行微量排泄,皮肤呈透明状态,可见到皮下血管和内脏等。从外观上看,胎儿尾巴完全消失,头约占体长的1/3,四肢形成,指甲、毛发开始生长,下颌和脸颊成形,脸部已发育为人脸,眼睑(闭合)、鼻子、双唇、牙根和声带等已发育,可清楚地区分胎儿的性别。内生殖器的分泌功能活跃,脐带渐渐延长,胎儿在羊水中可以自由转动。胎儿在第11周时的动作具有代表性,出现两脚交替伸出,做出类似"走"或"蹬车"的动作。胎儿的外表、四肢、器官塑造和成形都在妊娠第12周,即妊娠3个月以内。这时,胚胎与母体的联系极为密切,而且对致畸因素敏感,母体或外界环境对其影响尤为显著,常导致胎儿畸形与功能障碍。胚胎受损发生在第8周以前,易产生中枢神经系统缺陷的后果,如大脑发育不全、脊椎裂,小脑畸形和脑水肿、心脏畸形、肢体畸形等。胚胎受损发生在第8~12周内,容易发生中枢神经系统缺陷及耳畸形、腭裂、腹部问题等。

(2)母体的变化:随着妊娠时间的延长,在第三个月早孕反应更加剧烈。疲乏、嗜睡、倦怠、头晕、食欲缺乏、挑食、嗅觉敏感、恶心、呕吐等反应加重。乳房发育也更加明显,乳房迅速膨胀,乳头、乳晕色素沉着明显,甚至颜色发黑。从这时起,孕妇口腔出现变化,如牙龈充血、水肿,牙龈乳头肥大增生,易出血等。遇到这类情况,孕妇不要害怕,这在医学上称为妊娠牙龈炎,是由于体内大量雌激素的影响而产生的,并不是异常反应。

子宫继续增大,到此时已有拳头大,虽然腹部仍看不出大的变化,但从腹部按压子宫周围,能感觉到其存在。一般在妊娠第八周时,耻骨上刚刚可以摸到宫底。增大的子宫继续压迫膀胱底部,引起排尿频繁。等到妊娠12周,子宫增大到超出盆腔,当子宫进入腹腔后对膀胱压力减轻,尿频现象开始好转。

（3）产前检查：孕妇要按时接受必要的检查、测定，并且参加孕妇保健指导班，为顺利度过怀孕、分娩、产褥期和孕育出健康的后代做好保障。

此时根据需要可以进行的检查内容有：身高、体重、腹围、子宫底、血压、血型、血红蛋白和血细胞、梅毒血清反应、尿、肝功能、风疹及弓形体抗体检查，听取胎心音等。此外，孕妇要在每次定期健康检查时进行骨盆形状及内外径测量，观测产道的情况，以判断其能否采取正常的分娩方式。

（4）饮食与营养：在胚胎期，胚胎迅速发育，是主要系统和器官分化形成的关键时期，但胎儿体积尚小，所需要的营养数量也就不多。在第三个月时，已经进入了胎儿期，这个时期内，要忌辛辣、过咸、过冷食物。有些妇女怀孕后口味改变，嗜食辛辣或冷食，应当予以纠正。

（5）运动与动作：这一时期流产危险性和发生率还是比较高的，有一些运动和动作是不适宜孕妇的，如跳跃、扭曲、快速旋转或过猛的动作及比较激烈的运动等。孕妇在工作时不要过久站立，不挤公共汽车，可以通过散步、做孕妇操等方法进行运动。

（6）心理状态：此期由于妊娠反应加剧，孕妇的情绪变化很大，当孕妇的情绪变化时，体内就像经历了一段"坏天气"，可激起体内自主神经系统的活动，使由自主神经系统控制的内分泌腺分泌出多种多样的不同的激素，这些激素为化学物质，会对胎儿产生不同的影响。

若孕妇时常处于紧张、发怒、惊恐、痛苦及忧虑等情绪中，这些刺激会使内分泌腺分泌出有害的激素，通过生理信息传递到胎儿的身体内，对下丘脑造成不良影响，致使胎儿日后患精神病的几率增大。即使能幸免，出生后体重低、好动、情绪易激动、爱哭闹不爱睡觉，精

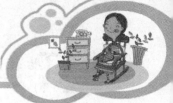

神易出现紧张,往往发生行为问题及学习困难。更为严重的是,如果孕妇情绪极度不安,则能引起宝宝形体发育出现异常,如发生兔唇、腭裂、心脏有缺陷等,还有可能会引起流产。

孕妇要注意精神修养,心怀博大,情绪平和,这样才能使胎宝宝按着生命的节律而良好有序的发育,并且使胎儿性情平和,对智力和形体发育都有着极好的作用。

(7)卫生与修饰打扮:虽然出现妊娠牙龈炎,使得口腔和牙龈易出血,但仍要坚持早、晚认真刷牙,以避免细菌在口腔内繁殖。

孕妇可以适度自我修饰,但应使用天然或化学刺激性弱的化妆品。由于妊娠的作用,孕妇脸上会出现一些妊娠斑,孕妇在外出时最好戴上帽子,并注意涂抹防晒霜。在穿着方面,还是应选择宽松、舒适的衣服,避免腹部和乳房受到挤压,选用轻软、透气、保暖、吸水性能好的衣料,以棉织品最佳。不要选择牛仔的、化纤的面料等,因为牛仔太厚且重,不透气,孕妇穿上不舒服;化纤面料与皮肤摩擦容易引起瘙痒,并且易起静电,对胎儿不利。

(8)身体异常和疾病:此期的孕妇易发生腹痛、皮肤痒疹、尿频、便秘、流感等疾病,这些在前面的两个月中都有具体的介绍,读者可以参考前面的相关内容。在这里值得提出的是,当孕妇在妊娠期得了尖锐湿疣怎么办?孕妇在怀孕期间,由于子宫颈的分泌物增多,阴道及外阴处的环境变得湿润,加之局部血液供应的增多,容易孳生细菌。尖锐湿疣是人类乳头瘤病毒感染引起的,由于孕妇特殊的生理特征,可使尖锐湿疣增长得很快,人类乳头瘤病毒侵入人体潜伏期为2周到12个月,它可在分娩时使胎儿受到影响,以致胎儿出生后即患上"喉乳头瘤",所以积极治疗尖锐湿疣对于优生有着重要的意义。治疗尖锐湿疣常用的方法是局部治疗、物理治疗及手术切除等。局部治疗可在医生的指导下使用一些特效外敷药,如洁疣平等;物理治疗常采用的方法有电灼、激光及冷冻治疗等,物理治疗比较安全。当孕妇阴道内有巨大的尖锐湿疣时,应该考虑剖宫产,避免新生儿吸入感染。

(9)孕期用药:在怀孕初期(最初三个月),原则上是不应使用药物的,但在必需的情况下,可在医生的指导下服用一些药物。在因各种原因就诊时,要对医生讲明已怀孕,以便医生能针对孕妇的情况选择可以使用的药物。还要注意的是,孕妇除了不能服用药物外,还应该注意生活中的某些东西,如风油精、樟脑丸、染发剂等,这类物品里面含有一定的化学毒物,容易引起孕妇恶心、呕吐,还会诱发皮疹,并导致胎儿畸形等。

(10)生活中的注意事项:这时胎儿仍然处于最易致畸的时期,孕妇应谨防各种病毒和化学毒物的侵害,要保证充足、合理的营养供应和休息。蚊虫叮咬后,切忌涂用清凉油。多吃蛋白质含量丰富的食物及新鲜水果、蔬菜等,对孕妇和胎儿都是极为有利的。叶酸的补充应持续到第三个月末。要保证充足的睡眠,应坚持每天午睡。

如出现频繁或长期严重孕吐难以进食,应去医院检查,必要时给予输液治疗。如孕妇感到腰酸、腰痛,可以将阿胶10克与适量白糖加水蒸食,或者服用几日六味地黄丸,每日2次,每次1丸。一般腰痛感觉多为先兆流产征兆,正常孕妇不会有,应引起重视,及时治疗。如条件许可应每天坚持散步1小时。此时,孕妇应多接触美好的文学、艺术作品,陶冶情操,对胎儿的身心可产生积极作用。本月末,孕妇应该到医院办理围生保健手册,以便今后定期进行产前检查。

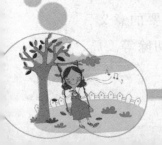

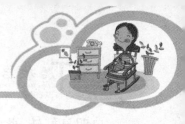

（四）13～16周的安胎与养胎

（1）胎儿的观察：此期胎儿重约120克，长15～18厘米。胎儿脑发育趋向完善，已产生最初的意识，胎儿骨骼钙化明显，内脏器官几乎已形成或发达，心脏的搏动更加活跃，皮肤由透明而变为红色，脸上长出毳毛，胳膊、腿能稍微活动。但母体仍然感觉不到胎动。胎盘已成熟，形成胎儿与母体联系和生长发育的牢固基础，胎儿的发育速度加快。羊水已达到200毫升，胎膜坚韧，胎儿在羊水中可活动自如。到这一时期，流产可能性大大降低。

（2）母体的变化：孕妇子宫继续增大，如同婴儿头部大小，腹部稍有变化，下腹部隆起但不明显。因子宫已经进入腹腔，尿频现象消失。早孕反应停止，妊娠呕吐基本消失，母体基础体温开始下降，逐渐呈低温状态并将持续到分娩结束。乳房的发育还在继续，但表现不如前几个月明显。

（3）产前检查：这一时期的妊娠检查主要包括子宫检测、腹围测量、体重测量、血压、血红蛋白和血细胞等。如有必要还可以进行血型、梅毒血清反应、尿、肝功能、风疹及弓形体抗体检查，听取胎心音等。胎儿在这一时期生长发育加快，需要的营养和其他物质大幅增加，孕妇在此时要注意经常测量血压，检查一下血红蛋白、血糖等，排除或及早发现合并贫血、妊娠高血压综合征或糖尿病的可能。

当孕妇进入妊娠第四个月时，若出现下腹疼痛和流血，且流血很难止住，应立即去看医生，若因输卵管妊娠一旦破裂会有生命危险。在这个月，如果孕妇发现内裤上沾有黑色碎血块，应及时去医院诊治。

（4）饮食与营养：这个月早孕反应停止，呕吐基本消失，孕妇的胃口明显好转,此时应多提供高质量的饮食,以满足胎儿的需要。多摄入蛋白质、植物性脂肪、钙、维生素等营养物质。此期孕妇和胎儿热能需要量及代谢增加,孕妇需要增加热能和与能量及代谢有关的维生素 B_1、维生素 B_2。胎儿快速发育需要大量的蛋白质,孕妇每日摄入的蛋白质量应不低于 $80\sim90$ 克,并应注意合理搭配,可多食用肉类、鱼类、奶类、大豆等富含优质蛋白质的食物。同时应注意植物油和动物油的适当比例,植物油含必需脂肪酸更丰富,不应忽略。

妊娠中期是最易发生生理性贫血的时期,钙、铁、碘、锌、镁等微量元素的消耗迅速,而且需要量大。这时应多吃豆制品、乳制品、肉类、鱼类、虾皮、海带、蔬菜等食品。维生素摄入量应当增加,维生素 A、维生素 B_1、维生素 B_2、叶酸、维生素 C、维生素 D 等都需要补充,肉类、谷类、新鲜蔬菜和水果含较多维生素 A、B 族维生素和维生素 C,动物内脏含维生素 A、维生素 D 丰富,这些食物应当多吃。

(5)运动与动作:这时保持充足的营养,配合适度的运动对分娩及产后都是有好处的,但劳累、剧烈运动、长途旅行、骑自行车等是不应该的。可于每天清晨和晚饭后出门散步,散步时应慢慢地走,并调整时间和距离,不要使自己觉得劳累。做孕妇操对身体也有很多好处,可活动腰部、脚腕、手腕、脖子等,但也要注意不要太累,在活动前最好多喝水,喝水多,活动时出汗多,散热快,体温不会升高。在有充足的休息、充沛的体力时,可以做些简单、安全的家务事,如煮饭、洗衣服、清洁等。孕妇在运动过程中出现眩晕、恶心、局部疼痛、极度疲劳时,应立即停止活动。如出现阴道分泌物增多或出血,应该马上去医院。此外,适当的外出旅游等也是允许的,但外出旅游时,要征得医生同意和有人陪伴,并且注意最好不要去人群密集的地方。

(6)心理状态:怀孕进入这一时期,机体的内分泌有了很大的改

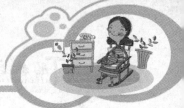

变,直接影响到孕妇的神经和精神状况。很多孕妇会出现精神障碍现象,表现出烦躁、时哭时笑、呵欠不断,情绪难以自控等。这时孕妇应保持精神愉快,避免上述情况,因为此时胎儿意识开始发育,孕妇的健康和精神状况不佳会对胎儿的身心产生不良影响,甚至影响很严重。所以,此时孕妇要努力调节自己的情绪,可根据自身的特点及爱好,通过散步、游戏、绘画、唱歌等来转移注意力,从而保证平稳、安定的情绪。如果孕妇害怕分娩,就要告诉自己:"自己身体很好,一定没有问题";当对怀孕有抱怨时,就要安慰自己:"生育是女人的神圣职责,是上天赋予女性的权力"等,通过这样的暗示语言,达到情绪调控的目的。除了这些,防治孕妇不良情绪的方法还有很多,如心理纠偏法、心理互补法、心理抚慰法等,孕妇可根据实际情况,合理地选择。

此时已经可以进行胎教了,孕妇可以欣赏音乐、唱歌、与胎儿说话、欣赏图片及阅读书籍等,这样做不仅可以调节孕妇的情绪,而且还是很好的胎教方式。

(7)卫生与修饰打扮:由于妊娠,孕妇的内分泌发生了很大的变化,影响人的头发、皮肤。因此,孕妇应注意经常洗头洗澡,不能烫发、染发,平常可以化化妆,但要选用以前常用的化妆品,或天然的化妆品,不要使用胭脂、口红之类的化妆品。怀孕到4个月的时候,肚子已微微隆起,孕妇在服装的选择上要注意宽松、柔软。可以不急着买孕妇装,先穿宽松、柔软的运动装。但一定要注意卫生,要将衣物清洗干净,还要注意衣服的透气性、保暖性、吸湿性等。鞋子的选择对于孕妇来说也很重要,此期一定不要穿高跟鞋,要穿平跟鞋,并且不要穿系带鞋,系带鞋比较麻烦。

(8)孕期的性生活:在怀孕中期,有的孕妇会出现性欲增强和性反应提高。根据孕妇性欲的变化,合理地安排孕期的性生活,对保障孕妇身心健康和避免胎儿不受损伤有重要的意义。在妊娠中期过性生活应有节制,并且要注意性生活卫生。只要有阴道出血现象,都应禁止性活动。性交时为了舒适和避免伤及胎儿,需要改变性交的体位,以减轻作用于孕妇腹部的压力,以免对胎儿造成伤害。

(9)身体异常和疾病:妊娠期间无论孕妇有什么身体不适,都要引起注意。在妊娠4个月时,早孕反应大多已经停止,孕妇的身体好转,食欲增加,胎内的环境也安定,但在此时还要警惕孕妇的某些不良反应,如急腹症就是妊娠中期的一种常见疾病,并且孕妇患此病是不可怠慢的。

急腹症是急性腹部疼痛的总称,包括内、外科的多种疾病,如内科的急性胃肠炎、泌尿系感染,外科的肠梗阻、急性阑尾炎、尿路结石,妇科的卵巢囊肿破裂、扭转等。当孕妇患有急腹症时,人们都会误认为是由于妊娠反应引起的,再加上用药有所顾忌,所以容易延误治疗,使病情加重,这对于胎儿来说是一个很大的威胁,不仅会诱发流产和早产,严重的还能引起孕妇的生命危险,所以孕妇切莫忽视妊娠急腹症的一些症状,一旦发生,必须及时采取措施。治疗以后,不会遗留产科问题。

(10)孕期用药:孕妇在妊娠4个月后服用药物,虽然不会使宝宝畸形,但却使胎宝宝的神经形成受影响,因此所服的药物必须经过医生的同意。此时孕妇不能打预防针,因为预防针带来的不适、发热等接种反应对孕妇和胎儿都不利。但遇到紧急情况,如接触了白喉病人、受了外伤、被疯狗咬了,还是需要立即打预防针的。

(11)生活中的注意事项:为了使腹中胎儿健康地发育成长,在日常生活中,孕妇应该注意以下几方面的问题:

①饮食方面。孕妇不宜饮茶水,因为饮茶可引起孕妇心悸、失

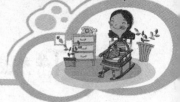

眠,从而导致孕妇的精神疲惫、体力下降,引起难产。不宜吃龙眼,因为吃龙眼可增添胎热,而且还会引起呕吐、水肿、高血压及腹痛,还可导致流产或早产。不宜吃甲鱼和螃蟹,因为甲鱼和螃蟹都具有较强的活血祛瘀之功效,可引起流产。此外,孕妇还应注意不要吃辛辣食物,不宜多吃食糖、味精、油条及罐头等食物,以防对妊娠造成威胁。

②生活方面。为了减少胎儿的致畸率,在生活中孕妇应注意不要使用风油精、不宜多用洗涤剂、不宜长期接触电脑、不宜接触小动物、不宜在居室内放花草、不要长时间地使用电风扇和空调等,因为这些做法都有可能造成胎儿畸形、流产或早产。

在这里需要特别指出的是,为适应分娩后哺乳的需要,孕中期开始,应作好乳房的保健和卫生。每天清洗乳房,洗净乳痂,并润滑和按摩乳头。清洗应当使用温水,不可用肥皂水和酒精,按摩时间也不宜太长,如乳痂块难以洗掉,可在乳头上盖一块涂有油脂或烧过的花生油的纱布,等次日晨起再清洗。

(五) 17～20 周的安胎与养胎

(1)胎儿的观察:此时期,胎儿进一步长大,重 250～300 克,身长有 18～25 厘米。此时的宝宝增长速度非常快,头已占全身长的1/3,并有明显的胎动,听诊还可听见强有力的心音。胎儿的骨骼和肌肉也开始发育,皮下脂肪开始沉着,但还较少,肢体的活动能力增强,活跃。内脏器官基本发育健全,如果是女婴,此期阴道已发育成形,心脏搏动有力,全身长出毳毛,头发、眉毛、指甲均已长全。胎儿在此期已会吞咽羊水,他把羊水吞进后,通过肾过滤,变成洁净的尿液重新又排入羊水中。胎儿还会用口舐尝吸吮拇指,犹如品味手指的味道,并且胎儿已能听到妈妈心脏和动脉的血流声。

（2）母体的变化：这时子宫已经犹如婴儿的头一般大小，宫底达到腹部，下腹可见隆起，心脏被子宫上抬，胃部胀满感持续存在，可出现腹部下坠、心悸、气短、便秘等。乳房发育继续，乳腺发达，乳房变大，乳头更挺，妊娠20周左右可出现泌乳。孕妇皮下脂肪积蓄，体形丰满，臀部突出，母体血容量增加，血常规化验显示血红蛋白下降。

此时妊娠进入中期，可逐渐感到胎动，并日趋明显。初次怀孕胎动不明显，但超声检查可看见胎动和心脏搏动。

（3）产前检查：产前应进行 B 超检查，了解胎儿大小、活动情况、心跳、羊水量、胎盘位置、器官发育等情况；测量并记录身高、体重、血压、骨盆、产道的情况及胎心，作为原始依据便于观察和比较；应检查心、肝、肾及重要器官的功能，排除原发疾病和并发症的可能，必要时化验血、尿或胸透（须做好防护）。此时，孕妇腹部会出现妊娠纹。有时为了纠正胎位，医生会建议孕妇使用腹带。腹带会影响胎儿的正常发育，所以孕妇不要盲目使用腹带，应在医生的指导下挑选，并且在系用时，须由医生操作。

（4）饮食与营养：妊娠中期，胎儿发育迅速，孕妇身体不适和情绪明显好转，身心情况稳定，食欲旺盛，食量增大。这时应多摄入含蛋白质、植物性脂肪、钙、维生素等营养物质丰富的食物。妊娠中期是最易发生生理性贫血的时期，应多吃含铁的食物，如动物肝脏、动物血及海藻、绿色蔬菜等。孕妇要避免每餐进食过多，特别是不要太饥饿了才去吃东西，也不要一次喝入大量的水或饮料，尤其要避免喝浓茶、咖啡等，因为这些饮料可加重食管肌肉的松弛，加重"烧心"感，应该少吃为宜。有些孕妇从这个月起经常出现小腿抽筋，这是缺钙引起的。从这个时候起一直到妊娠第37周都要坚持补钙。补钙可采用食补法，经常多吃一些含钙多的食物，如海产品中的小虾皮、鱼、紫

菜、乳制品、青菜、动物骨头、豆腐、鸡蛋等。当食补不足时,可服用钙剂和维生素 D 制剂,补钙制品应该根据孕妇的具体情况在医生指导下使用,以免盲目服用引起中毒。孕妇应多去户外接受阳光的照射,这样可以得到最为安全可靠的内源性维生素 D。

(5)运动与动作:妊娠反应消失,胎儿已较稳定,此时适当加大运动量,这对孕妇和胎儿都是有利的。散步是孕妇最基本、最简单的运动方式,几乎在妊娠的每个时期都应提倡进行;也可根据自己的身体情况做孕妇操或做些简单、安全的家务事。此时开始做些安全的腹部运动,可增强腹肌的收缩力,为分娩做好准备。

(6)心理状态:这一时期,孕妇的身心状况都已稳定,孕妇从心理上接受了怀孕这一事实,开始有了为人母的意识,并且自我感觉良好,会主动多花些时间在观测胎儿情况和胎教上。这不仅可以帮助稳定孕妇情绪,也有利于胎儿发育和培养与胎儿的感情。经常测试胎动频率和测听胎心音,想象着胎儿可爱的样子,既是观测手段,也是准妈妈和准爸爸的乐趣。夫妻两人应主动抚摸孕妇的腹部,同胎儿做宫内游戏,使胎儿的肢体得到锻炼。欣赏音乐、唱歌、与胎儿说话、欣赏图片及阅读书籍等,都是胎教的好方法,这些胎教方法不仅可以稳定孕妇的情绪,而且还可以给胎儿以良好的刺激。但应注意的是,无论选择什么方法,都不要时间太长,否则容易使孕妇疲惫,而且也容易使胎儿疲乏。

(7)修饰打扮:怀孕到 5 个月的时候,肚子已隆起,此时的孕妇应该怎样装扮呢?孕妇的上衣应该选择 T 恤衫,胸部避免扣子及其他坚硬的饰物。裤子应该选择腰部系带的,松紧自由调节。胸腹部打褶的连衣裙也很漂亮,但应注意裙身要足够长,通常前身要比后身长2.5厘米,面料应选择容易清洗、不起皱、透气、吸湿、保暖性好的,颜色上应选择明亮度低的,花型可以复杂些,以打乱他人的视线。此期孕妇腹部重量加大,脚部水肿,使孕妇走起路来不稳当,所以孕妇所穿的鞋,鞋跟应该在2厘米以下,对于流行的松糕鞋、高跟鞋最好试都不要试。同时鞋子的透气性要好,还要便于穿脱。内衣的选择对于孕妇来说有着很重要的作用,文胸大小应符合怀孕时乳房发育的程度,并且布料以棉布、真丝为主,不要选择化纤的。内裤应选择前端能盖住肚脐,后边能兜住整个臀部的,布料还是选用吸湿、透气性好的棉布。袜子的选择也很重要,选择弹性好的,腰高一点的,以减轻小腿的静脉曲张,高度以到膝盖为宜。

(8)孕期的性生活:此时孕妇早孕反应消失,性器官分泌物增多,孕妇性欲增强,也度过了流产危险期,可以有节制地适度性交。性交时,避免不当的位置和强烈的刺激。要注意性交方法,姿势以采取不压迫腹部为主,可采取前侧位、前坐位、侧卧位较好。强度应当尽量柔和,动作力量要轻、节奏要慢,不要频繁更换体位。孕期女性生殖道脆弱,容易损伤,要严格注意性生活的卫生,否则可能产生严重后果。此外,丈夫也应注意不要刺激乳头。

(9)身体异常和疾病:这一时期,宫底达到腹部,下腹可见明显隆起,心脏被子宫上抬而出现心悸、气短等。这一时期孕妇食欲好,有可能体重会明显增加,应注意控制体重,每周体重增加不应超过500克。如体重过高,容易诱发糖尿病、妊娠中毒症等,引起胎儿发育不正常。饮食应予以适当控制,但不可采用药物方法和激烈手段,应在医生的指导下进行。

(10)孕期用药:在妊娠初期,用药对胎儿造成伤害的几率比较大,在妊娠中期用药的安全性提高,但还是要谨慎,为确保妊娠期用药的安全,医生在为孕妇选择用药时,应把握以下原则:

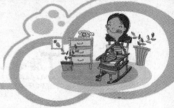

①充分了解所用药品对孕妇和胎儿的危害性,并权衡利弊。

②孕期药物代谢比非孕期明显减慢,在应用时应考虑其在人体的代谢情况对胎儿会造成什么影响,在确保无危险时才可用。

③具有细胞毒性的药物,如抗肿瘤药均有致畸作用,不可用于孕期妇女。

④某些药物可能对胎儿有迟发的不良反应,也不宜使用。

⑤严禁对孕期妇女试验性用药。

⑥某些中药,如麝香、斑蝥、水蛭、巴豆等也可致畸、流产或死胎,应尽量避免使用。

(11)生活中的注意事项:从这时起可开始计划并购买婴儿和产妇用品。应经常清洗外阴及勤换内裤,保证生殖道卫生。此期孕妇的身体状况比较好,可外出旅行,但有一些情况需注意,即旅途中不要太劳累,要注意合理的休息,需要有人陪同。最好制订外出日程计划,避免去路途颠簸、人多拥挤的地方。

（六）21～24 周的安胎与养胎

(1)胎儿的观察:此时的胎儿身长 28～34 厘米,体重 600～700克。此时,胎儿骨骼结实健全,关节开始发达,如照 X 线片,头盖骨、脊椎、肋骨、四肢的骨骼等都可清楚显示;大脑继续发育,大脑皮质已有六层结构,沟回增多;胎儿面目清楚,胎儿头发、眉毛、睫毛等可清楚见到;皮下脂肪继续蓄积,但进展不大,皮肤呈黄色,身体逐渐匀称、消瘦;皮肤呈皱缩状,表面开始附着胎脂,以提供胎儿皮肤所需营养、保护皮肤和在分娩时润滑胎儿。

此时的胎儿睡眠姿势已与出生后相似,手脚活动开始频繁,经常在羊水中变换姿势。胎儿肺部已有一定的功能,如此时早产,可有浅呼吸,能存活几个小时。

(2)母体的变化:此时孕妇的体形已接近典型孕妇体形。子宫随胎儿的发育迅速增大,腹围增长为孕期中最快的阶段,下腹可见明显隆起,子宫底高18～21厘米。孕妇体重急剧增加,下肢、背肌、腰部承受重量,易疲劳和疼痛。子宫增大压迫其周围组织和部位,使下半身血液循环不畅,下半身极易疲劳且难以缓解。胃部胀满感、腹部下坠、心悸、气短、便秘等继续存在。乳房继续发育,乳腺发达,泌乳并不少见。另外,胎儿大量从母体摄取钙质和维生素等,使抽筋现象常常发生,并可产生牙痛或口腔炎。

(3)产前检查:孕妇应定期到医院做产前诊断检查,测量并记录这一时期的身高、体重、血压。产前检查不宜经常做B超,可通过一般身体检查手段大致了解胎儿情况,可根据子宫位置和大小推测胎儿大小、羊水量;根据胎动和胎心音来判断胎儿情况;应继续观察孕妇产道的情况,有经验的医生可根据胎动和胎心音位置、强弱来估计胎位是否正常(胎儿头向下为正胎位)。

(4)饮食与营养:怀孕期间,尤其是怀孕中、晚期,孕妇极易患缺铁性贫血。此时进入妊娠中期,母体血容量急剧增加,胎儿生长发育的需要,使母体和胎儿都急需大量的铁质,如果孕妇铁摄入不足可导致缺铁,不仅母体红细胞增生不足出现贫血,而且使胎儿生长发育受阻。怀孕早期的早孕反应,使孕妇铁的摄入量下降,进而机体铁贮备减少,再加上妊娠期胃酸分泌减少,铁吸收率降低,又使得缺铁性贫血发生的可能性大大增加。孕妇患贫血、水肿、妊娠中毒症、心功能障碍等都可能随之发生,使胎儿发育不良、低体重,甚至早产或死亡。

孕妇应多吃含铁的食物,如奶类、蛋类、瘦肉、豆制品、动物肝脏、动物血、海藻、西红柿、绿色蔬菜、新鲜水果等。另外,还要注意叶酸

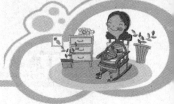

的补充。如果血红蛋白低于 10 克,应遵医嘱补充各种铁剂药物及维生素,直到血红蛋白恢复正常为止。

(5)运动与动作:此时,胎儿情况已基本稳定,孕妇应当主动进行适宜的运动,增强体质,增加体力,创造顺利分娩的有利条件,同时也对出生后婴儿的健康有益,如孕妇操、游泳、跳舞等都是很好的运动形式。但每位孕妇应注意根据自身的具体情况,选择对自己最有利的运动。要搞清自己适宜哪项,不能进行哪项,并且应选择合适的运动时间和场所。对身体状况做全面详细的检查确定身体合格的孕妇可以游泳,并在测量血压、脉搏正常后才可以下水。孕妇游泳的场所要选择在有游泳教练在场、水温 28℃～32℃ 的泳池,游泳时间一般应在上午 10 点到下午 2 点。

孕妇在日常生活和参加运动时要注意避免腹部长时间受到压迫,弯腰,摔跤或滑倒,拿重物行走,急促的动作等。有低血压的孕妇尤其应当注意,下蹲和起来时动作都要缓慢,以使身体的位置变化缓慢。

(6)心理状态:这一时期,孕妇的身心状况都有好转或稳定,但仍然要注意防止精神障碍现象出现,避免急躁、烦闷、抑郁、恼怒、胆怯等不良情绪。此时要求孕妇多进行一些对胎儿的想象活动,加强母子情感,深厚的母子感情也是顺利度过孕期和勇敢面对分娩的有利条件。还可以多花些时间在观测胎儿情况和胎教上,这样做既可以稳定孕妇情绪,又有利于胎儿发育和培养与胎儿的感情。

(7)卫生与修饰打扮:如果妊娠 6 个月孕妇正好处在夏季应怎样注意卫生和穿着呢?在穿着方面,孕妇应选择质地轻柔、薄爽、吸汗、透气性好,且款式适宜的衣物,通常以裙装比较合适,脚下可以穿一双轻便的凉鞋,这样比较凉快。有的孕妇夏天喜欢穿拖鞋,因为拖鞋穿起来方便,且柔软舒适,但孕妇穿拖鞋也有讲究,鞋跟要低,高度在2~3厘米,鞋头要宽,这样不仅舒服,还有利于孕妇脚部的血液回流到心脏,从而可预防下肢水肿。此时内衣选择可参考前面17~20周的安胎与养胎的相关资料,但需提出注意的是,此期的孕妇应保证天天更换内裤和文胸,衣料还应选择耐洗的。

夏天天气热,孕妇常常是一身的汗液和暑气,所以孕妇应保证每天洗头洗澡,水温应控制在35℃~37℃,且不用盆洗浴,避免脏水流入阴道而引起生殖器官感染。孕妇每次冲洗不超过15分钟比较安全。

(8)孕期的性生活:此期要节制性交。这是因为这个时期的子宫逐渐增大,胎膜的羊水量增多,胎膜的张力逐渐增加,孕妇的体重增加,且身子笨重,皮肤弹性下降。这个时期最重要的是维护子宫的稳定,保护胎儿的正常环境。如果性交次数过多,用力比较大,压迫孕妇腹部,胎膜就会早破而使胎儿死亡,或者引起流产。即使胎膜不破,没有发生流产,也可能使子宫腔感染。因此,妊娠6个月时,虽不严格限制性交,也要有所节制。妊娠期性交是有害的,即使没有造成不良后果,也会给孕妇增加担心和烦恼。为了不影响孕妇和胎儿的健康,夫妻间不但要学会克制情感,而且最好分床睡,以免不必要的性刺激。

(9)身体异常和疾病:进入这一时期,孕妇开始出现下肢、背肌、腰部疲劳和疼痛。子宫增大产生的压迫使下半身静脉回流受阻,血液循环不畅,有的孕妇会出现脚面或小腿水肿,一般不伴血压高、尿蛋白不正常现象。孕妇不应长时间站立、蹲坐或腰带扎得过紧,否则会使症状加重。有水肿的孕妇晚上要少喝水,临睡前不要喝水。如果水肿明显或持续加重,应及时就诊,千万不可掉以轻心。

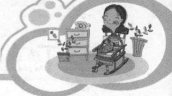

要注意防止便秘,应多饮水,多吃含粗纤维的食物。另外,多喝水还可有效预防妊娠期尿路感染。此时,胃部胀满感、腹部下坠、心悸、气短等仍可继续存在。乳房继续发育,乳腺发达,泌乳并不少见。另外,胎儿从母体摄取大量钙质和维生素等,使孕妇抽筋现象常常发生,并可发生牙痛或口腔炎。

(10)孕期用药:孕妇用药对胎儿有影响,所以有些人对医生开的药一概不用,而有些病不及时治疗会加重对孕妇身体的危害,继而影响胎儿。因此,孕妇用药需慎重,但也不可避免。用药时应注意以下几方面的问题:任何药物均在医生的指导下服用,能少用的药物绝不多用,可用可不用的则不要用。必须用药时,则尽可能选用对胎儿无损害或影响小的药物。如因治疗需要而必须较长期应用某种可致畸的药物,则应终止妊娠。切忌自己滥用药物或听信"偏方、秘方",以防发生意外。服用药物时,注意包装上的"孕妇慎用、忌用、禁用"字样。根据治疗效果,尽量缩短用药疗程,及时减量或停药。

(11)生活中的注意事项:孕妇肚子隆起明显,身体笨重,重心前移,容易跌倒,要注意安全,尤其是上、下楼梯时更应小心。孕妇还要注意避免腹部长时间受到压迫、弯腰、拿重物行走、急促的动作,尤其注意不要登高。

要保证充分休息和睡眠的时间、质量,减少工作量和时间,应尽量午休1～2小时,坚持早、晚认真刷牙,避免细菌在口腔内繁殖引起牙痛或口腔炎。如果有病牙,应在这一时期治疗。

(七) 25～28 周的安胎与养胎

(1)胎儿的观察:此时的胎儿重 1 000～1 200 克,身长 35～38 厘米。此时,胎儿大脑知觉和运动开始发达,动作能够自控,脸部有表情,听觉反应能力充分,出现记忆、意识萌芽。胎儿骨骼、关节及肌肉继续不断发育生长,心、肝、肾和肺等内脏器官相继发育成熟,并运转有力。从外表看,皮下脂肪继续增多,皮肤由暗红变为深红,皱纹仍多,全身被毳毛覆盖,头发已长出5毫米左右。眼睑分界清楚可见,眼睛已能睁开。男性睾丸未降,但女性小阴唇、阴核已明显凸起。此时的胎动更加频繁,并且动作有力。

(2)母体的变化:子宫越来越大,上、下腹部都大起来,子宫底上升到脐上三横指处,高度是21～24厘米。胎儿体重和羊水量的明显增加,使孕妇感到肚子相当沉重。增大的子宫压迫下半身的静脉,出现静脉曲张。子宫压迫骨盆底部,便秘和痔疮的发生常见。下肢承担体重并被子宫压迫回流,使其出现水肿。另外,孕妇有后背和腰部疼痛、抽筋、眼花、头晕等症状的出现。

(3)产前检查:主要检查胎位是否正常,判断其对顺利分娩的影响。此时,胎位已基本确定。正常的胎位为枕前位,占所有胎位的90％以上。胎儿屈膝倒坐,头下臀上,胎头俯屈下颌紧贴胸部,后枕骨最低,背部在母体腹前壁方向。如果出现枕后位、臀位、横位、额位等都为不正常的胎位,臀位和横位异常胎位一般能够诊断。枕后位、额位和面位等头位异常往往难以确诊,要等到分娩进行到一定阶段才表现出来。产前检查发现臀位和横位时可采取措施纠正,希望分娩前能转为正常,如临产时还不能纠正,则应行剖宫产分娩。

(4)饮食与营养:此时胎儿的生长发育和母体都需要更多的营养。这一阶段孕妇出现贫血的机会较多,应多吃富含铁质的食物,如瘦肉、鸡蛋、动物肝、鱼,以及含铁较多的蔬菜和强化铁质的谷类食品;如有必要,也可在医生的指导下补充铁剂。

孕妇此时常出现肢体水肿,为正常生理现象,进行饮食调理可缓

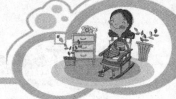

解水肿及一些病理性伴随症状,如心悸、气短、血压升高、四肢无力、尿量减少等。最重要的就是控制水、钠的摄入量。平时生活中孕妇喝水要合理,少吃盐,重者应禁盐,并且应少吃或不吃不易消化的、油炸的、易胀气的食物,还要多吃富含B族维生素、维生素C、维生素E的食物,如水果等,以帮助孕妇促进消化(B族维生素),增加食欲,提高机体抵抗力,并可有效改善新陈代谢,解毒,利尿,并预防早产(维生素E)等。

(5)运动与动作:孕妇应坚持散步运动,不要进行激烈运动,避免频繁上、下楼梯。不应长时间站立,尤其是腿抽筋和静脉曲张者。此外,在这里介绍一套适合妊娠晚期做的孕妇操:

①伸展运动。站立后,缓慢地蹲下,动作不宜过快,蹲的幅度视孕妇所能及程度。双腿盘坐,上肢交替上举下落。上肢及腰部向左右侧伸展。左腿向左侧方伸直,用左手触摸左腿,尽量能伸得更远一些;然后右腿向右侧方伸直,用右手触摸右腿。坐直,小腿向内同时收拢,双手分别扶在左右膝盖上,然后小腿同时向外伸直。

②四肢运动。站立,双臂向两侧平伸,肢体与肩平,用整个上肢前后摇晃画圈,大小幅度交替进行。站立,用一条腿支撑全身,另一条腿尽量抬起;然后换另一条腿做,可反复几次。

③骨盆运动。平卧在床上,屈膝、抬起臀部,尽量抬高一些,然后徐徐下落。

④腹肌运动。半仰卧起坐,平卧屈膝,从平仰到半坐,不完全坐起,这节运动最好视孕妇的体力情况而定。

⑤盆底肌练习。收缩肛门、阴道,再放松。

重复上述各节运动,每次做此操时间以5～10分钟为宜。运动量、频度、幅度可根据孕妇的自身情况合理掌握。

(6)心理状态：这一时期，腹部膨大压迫下肢，孕妇活动受限，加之子宫压迫出现尿频、便秘，会使孕妇再度出现心烦和易怒。有的孕妇因摄入钙及各种维生素不足，易出现肌肉痉挛，痉挛部位多在拇指或腓肠肌，常于夜间发作使孕妇睡眠不足，此外对丈夫陪伴和亲人的依赖心理增加。孕妇应通过孕产咨询、讲座和阅读有关文章知道分娩是一个正常的生理过程，减轻心理负担和压力，适应生理变化带来的不适。

(7)卫生与修饰打扮：孕妇到了妊娠7个月后，子宫增大越来越明显，腹部因此向前方隆起，为了配合这种变化，孕妇所穿的衣、鞋、袜必须加以注意，除了选择质地轻柔，吸汗保温性好的纯棉织品外，还需考虑衣服不要太紧，如果太紧容易影响腹部的血液循环而使胎儿发育不良，孕妇也容易出现水肿等现象。鞋子要选择防滑、轻便、透气性好的，并且要有一个能牢牢支撑身体的大后跟，有一点坡度更好，可减轻孕妇身体沉重带来的腰部酸痛及脚跟痛。袜子要选择袜口不太紧，并有吸汗防滑性能较好的。孕妇还需戴专用的文胸。内裤应选择覆盖式，这样不仅能保暖，而且还可自行调节松紧。

此期孕妇应注意卫生，保持外阴清洁。清洗外阴时，应自前向后清洗，避免把肛门处的致病菌带到阴道和尿道。内裤要每天换洗，浴盆、浴巾等个人生活用品要专用。不要洗盆浴，不要去不正规的澡堂洗澡，去游泳场游泳也应选择正规的，且可调节水温的更好。对孕妇个人常用的生活用品应常更换清洗，必要时可采用消毒处理。

(8)孕期的性生活：此期间可以有节制地过性生活，但要注意每次性交的时间及合适的体位，若感子宫变硬或腹部紧张不适，应立即停止性交以免造成流产和早产的严重后果。随着妊娠月份的增加，孕妇腹部逐渐膨胀，行动不便，有许多妇女采用侧卧位性交。关于妊

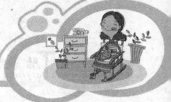

娠期肛交问题,有人误以为肛交可以避免感染,但实际情况是,肛交的途径和损伤能促进细菌扩散,引起羊膜炎、胎膜早破和宫内感染等,应当禁止。另外,有人为了避免妊娠期性交,而采用手淫,其实手淫引起的宫缩比性交更为强烈、持久,所以妊娠期不应有频繁手淫,以防止流产、早产等。

(9)身体异常和疾病:由于胎儿的增大,腹部越来越沉重,孕妇腰腿痛会在此期更加明显。另外随着腹部的不断增大,孕妇会发现肚子上、乳房上出现一些暗红色的妊娠纹,有的孕妇还会觉得眼睛发干、发涩、怕光,这些都是正常现象,不必过于担心。此期,孕妇对色彩反应更加敏感。不同的颜色可对孕妇产生不同的影响,如孕妇见到大片的鲜红色,可使其血压迅速升高,脉搏明显加快,产生兴奋、激动等心理反应,胎动明显增加;如猛然看到大面积黑色,瞳孔自然散大,胎动强烈,随之出现心慌、气短、虚汗等现象。

(10)孕期用药:此期孕妇不要自行用药,特别是血压高的孕妇,使用麻黄碱类药物会加剧血压升高。使用激素类、抗组胺等抗过敏药也应按照医嘱使用,以免服用后对胎儿不利。

(11)生活中的注意事项:从妊娠7个月起,孕妇不要做过于繁重的工作和剧烈的运动,减少家务劳动,感到身体疲乏时即休息,每天必须保证充足的睡眠和安静的歇息,至少在8小时以上。孕妇心态要稳定,情绪不要大起大落。不要长久地看电视。若孕妇感到不适应赶快去看医生。此时,孕妇可以学会腹式呼吸,为胎儿提供充足的氧气,以下是具体做法:

全身放松,手放在肚子上,呼吸频率为10～12次/分钟。将气体全部呼出后,用鼻子缓慢吸气,吸气时使肚子鼓起来,然后把嘴缩小,缓慢而有力地呼出体内全部气体。应注意呼气的时候要比吸气的时候用力。

（八）29～32 周的安胎与养胎

（1）胎儿的观察：此时的胎儿体重可达到 1 500～1 700 克，身长为 40～44 厘米。胎儿大脑皮质功能持续发育和活跃；胎儿的味觉、嗅觉和视觉已具功能；肺、肾、胃等重要器官发育完成，但器官功能都还较差。从外表看，胎儿的胎脂继续蓄积，皮肤皱纹仍多，面部如小老头。这时胎儿已有一定生活能力，如果早产，在良好的护理下可以存活。

羊水量从此期起不再迅速增加。胎儿身体紧靠子宫，位置固定。这时母亲的腹壁和子宫很薄，胎儿多听妈妈的声音，降生后很快就能辨认出妈妈。

（2）母体的变化：此时子宫向前挺得更加明显，子宫底的高度已经上升到 25～27 厘米，位置上升到达脐与膈肌的中间，孕妇挺着大肚子，身体笨重，活动不便，甚至走路都困难。增大的子宫向下压迫肠及膀胱，向上压迫胃，孕妇此时会出现厌食、尿频、便秘和"烧心"感等症状。此时孕妇易患肾盂肾炎及妊娠高血压综合征等疾病。到这一时期，孕妇面部的妊娠斑，腹部的妊娠线也越来越明显，有些孕妇的耳朵、额头、嘴周围也会出现斑点。孕妇这时会觉得肚子偶尔会一阵阵地发硬发紧，这是假宫缩，是这个阶段的正常现象，但一旦发生不规则宫缩应立即停下来休息，严重时要尽早去医院诊治。

（3）产前检查：孕妇应坚持进行定期产前检查，应注意有无妊娠并发症发生，有无异常分娩的产生因素出现。这个时期要特别注意有无阴道出血现象，如果孕妇发现阴道流血，即使只有少量的出血，也应立即就诊，尽早接受诊治，因为孕妇可能会出现早产、前置胎盘等现象。另外，容易出现妊娠高血压综合征，其表现为水肿、高血压、

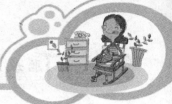

尿中出现蛋白。该病是引起早产和胎儿、婴儿、产妇死亡的重要原因，应注意孕妇血压情况，如发现异常应引起高度重视，并及时就诊。

这时还要继续观察胎儿的胎位，如有可能自然纠正的胎位异常未能纠正，应及时进行人工纠正或尽早确定分娩方法，给孕妇一个答案，以便其稳定情绪，并早做准备。

（4）饮食与营养：此时胎儿的营养需求达到了最高峰，孕妇需每天摄入大量的蛋白质、维生素C、叶酸、B族维生素、铁质和钙质等。饮食安排应以少量多餐、丰富多样、清淡质优为原则。此期还应适当控制高脂肪食物的摄入，热能不宜过度，避免母婴体重增加过快，胎儿过大，孕妇肥胖。蛋白质以优质蛋白质为主，应多摄入富含无机盐和维生素的食物，特别应摄入足量的钙，并且同时摄入维生素D，以促进摄入钙的吸收。维生素D的摄取应从食物中获得，孕妇可多食一些动物肝脏、鱼肝油、禽蛋类等食物。如使用维生素D制剂，需经医生的指导，注意防止过量中毒。

此时孕妇易患妊娠高血压综合征，危害严重，应限制蛋白质、水、盐的摄入，但应根据病情程度合理调节。

（5）运动与动作：这时孕妇身体沉重，行动不便，容易疲劳，但不可因此而不活动，还应坚持适度的活动，以散步和做些简单、安全的家务为宜。孕妇在进行活动时，如感觉疲劳、乏累，应马上休息。

很快面临着分娩，孕妇还应学习一些分娩辅助动作和减轻疼痛的姿势，以便保证顺利分娩。自我助产动作可减轻分娩痛苦，协调宫缩和加速分娩进程，主要有深呼吸法、按摩下腹部和压迫腰部的屏气法、腹式深呼吸和胸式深呼吸法、短促呼吸法等，此期孕妇应经常练习，以备在分娩时派上用场。分娩时的疼痛让大多数的孕妇都难以忍受，但有些姿势可以缓解或减轻疼痛，如保持直立姿势、朝前坐下姿势、身体向前跪着的姿势、趴在地上的姿势等。这几种姿势,孕妇可在此期进行适当的练习,但应注意防护,自己做不来的姿势不要勉强,并且必须有人在一旁监护。

（6）心理状态:怀孕到这一阶段,孕妇身体笨重,活动不便,甚至走路都困难。增大的子宫向下压迫肠及膀胱,向上压迫胃、心脏等,使得孕妇的消化不好,开始出现厌食、尿频,面部妊娠斑、腹部妊娠线也越来越明显,这些使得孕妇生理和心理的负担加重,担心体形和容貌的改变等,使得孕妇常常为此感到烦恼,经常烦躁不安和紧张,情绪波动非常明显。这些不良心理状态的出现,对母婴双方危害是很大的,照此发展下去会严重影响正常分娩,严重者会使孕妇精神失常。所以,此期积极调整孕妇的情绪是非常重要的,从孕妇自身来说,应认识到怀孕带来的这些情况都是暂时的,分娩的痛苦也是可以减轻的,应消除恐惧、调整情绪,学习分娩知识,使自己理智而自信地面对分娩。同时,家人的宽容、谅解和帮助对于改善孕妇的心理状态也有极为重要的作用。

（7）卫生与修饰打扮:此期的孕妇,行动不便,并且由于腹部的增大,使得她对打扮失去兴趣,人也变得邋遢起来。其实不应该,孕妇要想着修饰自己,应常常整理头发,穿上漂亮的孕妇装、孕妇鞋等,这样可以转变自己的不良情绪,使自己保持振奋的精神状态。孕妇还要注意搞好卫生,此期的孕妇做什么都不方便,这时就要求准爸爸来帮忙。准爸爸可以帮助孕妇洗澡、剪指（趾）甲、梳头等,这样不仅可以帮助孕妇做好清洁卫生,减少胎儿和孕妇感染病菌的几率,而且由于准爸爸的爱心大行动,使得准妈妈可以感到丈夫的温情,觉得怀孕不是一个人在"单打独斗",还有丈夫可以依靠,这样会使准妈妈心情好起来,能够很轻松地度过分娩前的这段时期。

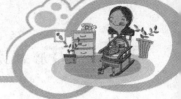

(8)孕期的性生活：怀孕8个月时，孕妇身体笨重，身心不适，常感到腰痛，性欲减退。此时期，子宫容易收缩，应避免机械性的强刺激，不进行性生活是最好的，夫妻如有性要求，也可性交，但次数要少，时间要短。由于孕妇的腹部变大，正面的姿势会压迫腹部，丈夫最好采用后侧位，既不压迫腹部，又可减少孕妇运动量。

(9)身体异常和疾病：这时，孕妇易出现阴道流血、早产、胎盘前置等现象，如发现阴道流血，即使只有少量，也应立即就诊，尽早接受诊治。这时还易出现妊娠高血压综合征，该病是引起早产和胎儿、产妇死亡的重要原因之一，应注意孕妇血压情况，如发现异常应引起高度重视，并及时就诊。孕妇要控制体重，保持营养平衡和足够的睡眠是预防该症的有效措施。妊娠到此期，胎儿容易缺氧，所以应对胎儿进行家庭监护。最主要的方法是观察并记录胎儿胎动，每天早中晚各1小时，3次数字相加乘以4即为12个小时的胎动数。正常胎动次数每天应在30～100次。胎儿宫内缺氧时胎动低于3次/小时或比前一天下降一半以上，一旦发现应立即就诊。

(10)孕期用药：此期用药还是要谨慎，这些可参考前几个月的相关内容。在这里有一点必须强调，就是孕妇一旦发现有什么不适症状，不要耽误，应及时去医院诊治，不要过于担心药物对胎儿的致畸作用。医生给孕妇开的药物都是根据孕妇已妊娠的情况合理选择的，所以不要担心，可以放心服用。但是自己还要仔细看用药说明，如果出现"孕妇慎用"等字样时，应向医生询问，不能盲目。最主要的是孕妇要遵医嘱服药，不能乱用药，更不能超剂量用药。

(11)生活中的注意事项：此时孕妇身体沉重，行动不便，容易疲劳，所以应多休息。孕妇重心不稳，视线受阻，行走时宜慢，要稳，不要摔倒、绊倒。由于此期容易出现妊娠高血压综合征，孕妇应减少盐的摄入,要保证足够的睡眠,孕妇有充足的睡眠能促进胎儿的成长。另外,做好分娩的准备,包括经济、物质、环境和精神等多方面的准备,学习哺育、抚养婴儿的知识;保证营养和休息,储存体力。做好家庭自我监护,预防早产和其他异常情况,积极对胎儿进行胎教。

(九) 33～36 周的安胎与养胎

(1)胎儿的观察:此期胎儿重 2 000～2 500 克,身长为 45～48 厘米。此时,胎儿大脑发育良好,听觉已敏感,意识进一步发展,可有喜、怒等表情,内脏发育齐全、成熟,性器官发育完成,男性睾丸下降,女性大阴唇隆起。从外观看,皮下脂肪增加,全身变得圆润,皮肤皱纹减少,肤色淡红,毳毛减少,指甲长出。这一时期大脑皮质发育得更好,胎儿已具备呼吸、吸吮等生活能力,如早产较易存活。

(2)母体的变化:此期是孕妇妊娠以来最烦恼的时期,这时子宫底高 28～30 厘米,位置上升至心脏正下方。增大的子宫对胃和心脏的压迫更加严重,孕妇会出现气喘、呼吸困难、胃胀等不适症状。此期的阴道分泌物更多,以起到适应分娩,保护阴道的作用。子宫压迫膀胱更甚,尿频现象更重。此时有些人可有轻微宫缩。

(3)产前检查:孕妇应坚持每两周做一次产前检查,并且还要注意有无妊娠并发症发生,有无产生异常分娩的因素出现,如有腿肿、头痛、恶心等症状时,要及时就诊,尽早接受检查和治疗。这个时期还要特别注意有无阴道出血现象,即阴道流出血性黏液,称为"见红"或"血先露",这是由于子宫颈发生变化,子宫颈内口附近的胎膜与子宫壁分离,毛细血管破裂出血的结果,此为分娩先兆,一般分娩将在 24～48 小时内发动,应及早入院待产。

(4)饮食与营养:这时由于胃部和肠道都受压,孕妇食欲缺乏,一

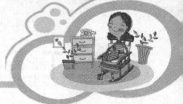

次吃不了多少东西,适宜少量多餐。当有食欲时,多吃些能够增强体力的食品,为分娩做好体能储备。这时子宫对刺激已很敏感,用力排便会刺激子宫引起宫缩,严重时甚至造成早产,所以孕妇一定要避免便秘,应多吃一些含粗纤维和维生素的食物,如蔬菜、水果和海藻类。但大量进食水果后应注意少摄入一点水分,同时多吃蔬菜易造成摄入盐过多,应选择蔬菜色拉的菜式。

(5)运动与动作:孕妇身体沉重,行动不便,容易疲劳。孕妇重心不稳、视线受阻,行走时宜慢,要稳,不要摔倒、绊倒,站立时最好能找到依靠或扶持物,并且双腿应分开一定距离。应坚持适度的活动,以散步和做些简单、安全的家务为宜。尽量少上、下楼梯,不要长时间站立。孕妇如感觉疲劳、乏累,应马上休息。这一时期继续做孕妇操是有益的,同时应继续练习分娩辅助动作和减轻疼痛的姿势,尽量做到熟练掌握。

(6)心理状态:这一时期孕妇生理和心理的负担都加重。身体不适,活动受限,害怕分娩,使孕妇常感到烦躁不安和紧张,情绪波动非常明显。孕妇应消除恐惧、烦躁,调节情绪,学习分娩知识,练习分娩辅助动作和技巧,使自己理智而自信地面对分娩。家人应对孕妇此期的心情异常给予宽容、谅解,帮助孕妇度过难关。精神上的疲劳和不安,再加上胎动、睡眠姿势受限制等因素,孕妇在这一时期经常失眠。孕妇的睡眠对胎儿宫内情况和孕妇体能都会带来影响,应予以纠正。此时失眠是不能使用药物的,孕妇应放松心情,调整情绪,睡不着时应保持良好心态,使自己平静下来,睡眠自然就会来到。丈夫应多支持和帮助妻子,陪她讲讲话,并为其轻柔按摩腿部和腰部,都可使孕妇心绪缓和,易于入睡。

(7)卫生与修饰打扮:此时,生殖系统分泌物增多,应注意外阴部

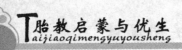

卫生,应每天清洗,并要勤换内衣裤。穿着腹部宽松的孕妇装,衣料应为真丝或纯棉织品,化纤类织品不宜使用。孕妇外出时应避开强烈的日光直晒,戴上遮阳帽或撑上遮阳伞,以防面部斑点加重。

(8)孕期的性生活:此时孕妇身体笨重,身心不适,性欲减退,丈夫应克制自己。由于此时子宫敏感,有些孕妇平时即可有轻微的宫缩,给予子宫机械性的强刺激极易引起子宫收缩,严重时可导致早产,所以这时不宜进行性生活。

(9)身体异常和疾病:这一时期,容易发生早产,应密切注意。如阴道流出血性黏液,出现规律性、阵发性的子宫收缩,都是早产的征兆,要立即就诊,及早检查、诊断。

①如发生胎膜早破,阴道突然流出大量液体,似尿液,持续不断,时多时少。出现上述情况或类似情况时,孕妇应平卧以减少羊水流出,局部应使用消毒会阴垫,用担架或救护车立即送往医院。胎膜破裂后,上行感染机会增多,脐带脱垂危险增大,如不及时处理,可危及母婴生命,应当引起足够重视。

②如胎盘位置异常引起早产,可出现阴道流血,头痛、眼花、血压突然升高,但无腹痛。胎盘早剥引起早产时可出现类似症状,但有腹痛。如发生上述两种情况,也应立即入院。

怀孕到这一时期,胎儿娩出后生存能力较好,不必一定要保胎。另外,在送往医院途中要避免颠簸。

此时应继续进行胎儿家庭监护,如胎动观测显示胎儿宫内缺氧,应立即就诊;同时还应观测胎心,如胎心率过快或过慢,每分钟160次以上或120次以下,不规则或减弱,提示有危急情况,也应立即就诊。另外,对妊娠高血压综合征还应高度重视,注意孕妇血压情况。

(10)孕期用药:若在此期用药不当,会导致胎儿畸形或发育不良

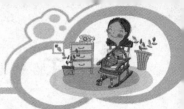

等,甚至会胎死宫内,所以孕妇用药必须慎重。有许多药物对胎儿的影响至今仍未完全肯定,一般认为用药剂量大、时间长及注射用药对胎儿造成不良影响的机会增多。因此,要正确选择与合理用药。

(11)生活中的注意事项:在这一时期,妊娠中毒症的危险很大,孕妇不要吃太多囤积脂肪的食物,应注意防止肥胖和体重过快增加,以避免其发生。预防早产是这一时期的主要任务,如突然大出血、羊水流出或多次宫缩疼痛,应马上入院。

孕妇这时行动不便,活动后常感心悸,应减少运动量,注意休息,防止体力大量消耗。不要长时间淋浴或做某种动作。饮食要注意少量多餐,营养丰富,并要注意预防便秘。孕妇的大肚子使腿部肌肉负担加重出现抽筋、疼痛,可在睡前按摩腿部或将脚垫高。

另外,要做好分娩和住院的准备工作,以便出现意外情况,提前分娩也不会慌乱。

(十)37～40周的安胎与养胎

(1)胎儿的观察:此时的胎儿已达到新生儿标准长度和重量,身长约为50厘米,体重可达3 000～3 200克。胎儿头颅骨变硬,内脏和神经系统的功能健全,手、脚肌肉发达。从外表看,胎儿外形、模样已形成,头发长2～3厘米,指甲超过指端,皮肤粉红色,皱纹消失,皮下脂肪蓄积完成,体态圆润。

这时胎儿比以前安静了许多,不太爱活动,这是因为胎儿的头部已固定在骨盆中,他更多的是向下运动,压迫子宫颈,想把头伸到这个世界来。

(2)母体的变化:随着胎头入盆,胎体下降,子宫底也有所下降,子宫对胃、心脏的压迫减轻,呼吸、食欲好转,纳差得到改善。然而子宫对膀胱和盆腔器官的压迫却加重了,尿频、便秘更加明显。阴道分泌物增多,阴道口湿润,阴道和会阴部皮肤、黏膜变厚、肿胀、柔软而有弹性。这时孕妇常常感到子宫收缩,使腹部皮肤发胀,将手放在腹部会感到腹部发硬。如子宫收缩每天反复出现数次,即为临产前兆。

(3)产前检查:这一时期里,孕妇应每周进行一次产前检查,检查胎位、胎儿大小、羊水量、羊膜情况及宫颈情况,并进一步推断胎儿何时入盆、胎位是否正常且是否已经固定等。如果此时胎位尚不正常,那么胎儿自动转为头位的机会就很小了,如果医生也无法纠正,那么很可能会建议孕妇采取剖宫产,以保证孕妇和宝宝的安全。

此期还要继续严密观察胎儿的胎动、胎心音,注意宫缩的发生,观察阴道分泌物的性状和量。孕妇也应携带自己的产前检查表及相关资料,以备随时入院。

(4)饮食与营养:这一时期,胎儿生长发育基本完成,对营养的需要减少,但孕妇为了应对分娩时的剧烈疼痛、疲劳和体力消耗,必须在这难得的时机,抓紧进行大量的体能储备。孕妇应吃一些可以提高体力的食物,但要注意不可吃得太多,热能和脂肪不宜太高,否则将会引起孕妇肥胖和胎儿过大,造成难产。

另外,子宫对盆腔的压迫加重,使便秘加重,孕妇应注意防止便秘,可多吃一些含粗纤维和维生素丰富的食物,如蔬菜、水果和海藻类。

(5)运动与动作:必须保证充足、优质的睡眠,应坚持午睡。孕妇不要外出、旅行,也不要整天躺着,适度的活动是有百利而无一害的,活动以散步和做些简单、安全的家务为宜。孕妇行走时宜慢,要稳,不要摔倒、绊倒。对身体产生不良影响的动作绝对不要做,尤其是避免向高处伸手或压迫腹部的姿势。站立时最好找平坦且有扶持物的地方,且双腿应稍分开一定距离。

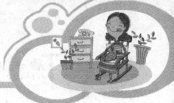

　　另外,应继续练习分娩辅助动作和减轻疼痛的姿势,尽量做到熟练掌握。但在练习时有一些分娩辅助动作,如屏气法,不要用力,只要掌握方法即可。

　　(6)心理状态:此时气氛显得有些紧张,妈妈既盼望宝宝早日降生,又对分娩的痛苦有些恐惧。但分娩是必需的,孕妇要避免高度紧张、恐惧、焦虑,保持高度的自信和稳定的情绪,振作精神,并充分信任医生,做好精神准备。日常生活中孕妇可以通过以下一些方法来转移注意力,保证良好的心理状态,迎接分娩时刻的到来。心理调适方法如下:

　　①纠正对分娩的不正确认识。生育能力是女性与生俱来的,绝大多数的女性都能顺利地自然分娩,若存在一些骨盆狭窄、胎位不正等问题时,现代医学技术也可以顺利地解决,最大限度地保证母子平安。若孕妇患有产前并发症也大可不必担心,只要及时治疗,及时请教医生,采取可靠的防护措施对于顺利分娩也是没有问题的。

　　②学习分娩的有关知识。孕妇可以参加"妊娠指导班"或向有经验的人学习分娩的相关知识,增强对生育健康宝宝的自信心。

　　③做一些转移注意力的事情。临产前做一些有利健康的活动,如编织、绘画、唱歌、散步、集邮、钓鱼等。孕妇不要整日躺在床上,把注意力集中在对未来的担忧上。

　　孕妇在保证良好心态的情况下,还要注意充分休息,密切关注自己的身体变化,即临产征兆的出现,随时做好入院准备。

　　(7)卫生与修饰打扮:此期孕妇对个人卫生应更加注重,淋浴或擦身都可以,使自己经常保持清洁、舒适。清洗、整理好头发,最好把头发剪短。穿着腹部宽松,且质地轻柔的棉织孕妇装及孕妇内衣裤等。在此期,孕妇尽量不要化妆,但为了掩饰妊娠斑也可以化淡妆,化妆品宜选用天然或以前用习惯了的化妆品。孕妇不能擦胭脂、口红之类的化妆品,在外出时可以抹防晒霜,但应选择不含铅的,因为现在很多防晒霜都含有一定成分的铅物质及其他对人体有害的物质,所以应尽量避免使用这类化妆品。

(8)孕期的性生活:此时孕妇已临近分娩期,应绝对禁止性生活,因为性交可能造成胎膜早破、产时感染和早产。

(9)身体异常和疾病:分娩一般在预产期前后的 4 个星期里,预产期已经过了还未分娩的现象是正常的,也是常见的。但也有可能是真的出现过期妊娠,超过预产期≥2 周尚未临产者,应核实预产期并确定胎盘功能、宫颈成熟度和是否畸胎。

此期由于胎头已进入骨盆中,所以会感觉到腰痛、脊背痛、尿频等,并且易出现便秘和腿抽筋,这些症状都属于正常现象,分娩后这些症状即可消失。但若孕妇在排尿时有疼痛感,尿液浑浊,且发现有白带增多等现象时,则可能是患了膀胱炎或尿道炎,患膀胱炎或尿道炎可以加重尿频现象,并且对妊娠不利,所以应该立刻看医生。

(10)孕期用药:孕妇在孕育宝宝的 10 个月中,孕妇用药要谨慎,以免对胎儿造成伤害。在妊娠的第 10 个月,用药与前面几个月大致相同,读者可以参考前面的相关内容,这里不再赘述。但有一个问题需在此强调,因为很多孕妇认为孕期出现不适,西药不能吃,中药对胎儿没有影响,是可以服用的,其实这个想法是错误的。

(11)生活中的注意事项:保证充足的营养和优质的睡眠,坚持午睡,以积蓄体力。行动宜慢要稳,避免一个人外出去太远的地方。分娩前应保持身体清洁,但洗澡必须有人陪伴,且时间不宜过长。孕妇临产期间,尽量不要独处,丈夫应尽量多地陪伴妻子,夜间孕妇睡觉必须有人陪伴。

第四章
怎样进行胎教

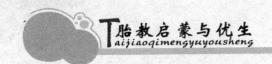

一、胎教的原则和时机

胎教原则是人们进行胎教时必须遵循的,它反映了胎教的客观规律,同时也是千百年来胎教实践经验的概括和总结,贯穿于胎教的整个过程之中,对具体的胎教活动起着极为重要的指导作用。自觉遵循胎教的基本原则,是胎教成功的前提和保证。

(1)自觉性:自觉性原则要求孕妇在正确认识胎教的重要意义的基础上,主动学习和运用胎教方法,有目的、有计划地进行胎教。

(2)及时性:胎教过程具有不可逆转性,因此胎教必须尽早地进行。否则错过了胎教的最佳时机,再采取措施也难以弥补。一般说来,胎教的最关键时期是怀孕5~7个月。

(3)科学性:以科学的教育学、心理学和生理学、优生学等理论为指导,根据胎教过程的基本规律,恰当地选择胎教方法,使胎儿在母体内更顺利、更健康地成长。

(4)个别性:根据孕妇本人及其家庭的具体情况,选择适宜的方式方法。由于孕妇本人在智力能力、气质性格等多方面都存在着个体差异,所以胎教的途径和手段也应该随之而异。此外,家庭经济状况、文化背景和生活情趣等也会给胎教活动带来一系列影响。遵循个别性原则,能够扬长避短,收到较好的效果。

在掌握上述四种胎教原则的基础上,胎教应从什么时候开始入手呢?自然越早越好。从广义来讲,应该从择偶时就开始。选择对象时应该考虑对方的思想品质、性格气质、健康状况,以及相貌、教养、彼此的感情等多种因素。从狭义来讲,则应从受孕,即从新生命诞生的"人之初"开始。

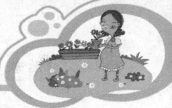

在前面的章节中已经介绍,胎儿发育到第4周时神经系统已经开始建立;第20周开始对光线有反应;第26周时听觉反应开始发育;到了第28周时已经能够对音响刺激作出充分的反应。可以说,胎儿期是人的一生中生长发育最为迅速、最为关键的发展时期。因此,必须紧紧抓住这一重要时机,正确实施科学有效的、切实可行的胎教手段,如系统地对胎儿说话、放音乐、拍打和抚摸等,最大限度地开发胎儿的智体潜能,使其所有的能力在迅速发展的胎儿时期得到全面的发展,从而获得优越的先天遗传素质,使出生后的孩子将来成为更加聪明、健壮的优秀人才。

胎教主要通过母亲对胎儿进行听觉、感觉、视觉、触觉、运动、记忆等方面的训练,激发胎儿的大脑神经细胞增殖到最佳的数目。因为脑神经细胞一旦完成,再也不会增殖,因此对未出世的胎儿进行最佳的训练就显得十分重要,同时又可以使胎儿从生理上和心理上得到合理的训练和发展。

二、教胎儿学些什么

胎儿在子宫内不是静止的、被动的生活,而是具有视、听、触觉能力,能主动适应外界环境,胎儿在子宫内学习就有了基础。那么,学习什么内容为好呢?现在国内外胎教专家正在探索各种宫内学习内容,一般有以下几种:

(1)学语言:主要通过父母和胎儿对话,让胎儿熟悉父母的声音,接受父母的温情。同时反复多次倾听并借此学习父母所说的一些基本语言。因此,父母要耐心地经常重复一些简单常用的语句,如普通话、地方语,外语的发音、字母、短句等,或者用抑扬顿挫的声调朗诵诗词或散文。重复的次数多了,孩子就能加深印象。

(2)学动作:主要通过父母触摸胎儿,引起胎儿的积极反应。例如,伸拳、踢腿、转身,寻找在羊水中平衡的感觉。同时,应满足胎儿的皮肤饥饿需要,通过触摸形成体语,实现父母和胎儿的相互交流。这样的胎儿出生后比较活跃,好动而不死板,动作语言也较丰富。

(3)学习音乐和辨识音响:胎儿收听播放的特制胎教音乐,尤其是通过收听古典音乐、民族音乐、轻音乐,使胎儿能够较好地理解音乐,同时刺激听觉器官更好的发育。

(4)学日常生活中简单有趣的基础知识:主要通过父母讲童话、神话故事和生活知识,让胎儿的大脑里贮存一些信息,开发他(她)的记忆能力。也可以适当讲授一些数学和动植物等方面的科学知识,以扩大胎儿的知识面。

在一般家庭胎教中,这几种宫内学习内容基本上是混合交叉的。例如,山东济南市一个女孩,出生8天就会喊"妈妈",成为世界上说话最早的儿童。她母亲怀她时出外散步,常常柔声细语地为她讲解所见所闻的美好事物,晚上则为她阅读儿童读物。孩子满月后不仅会叫人,而且会数1~5的数字,百日内能认识"鼻"、"耳"、"脸"等10个字。

又如,江苏常州市有对夫妻给胎儿上课的内容是这样的:学习1~10的读音。学习基本的声母、韵母。学习"爸爸"、"妈妈"、"奶奶"、"外婆"等称呼。描绘小鹿、小鸟、小狗、小猫的形状、特点,学小动物的叫声。描绘一般水果的形状、颜色、味道。听录音带、胎教歌曲,听妈妈唱歌。

再如,国外有一对夫妇,是这样给胎儿上课的:

①用闪光卡片学习语言文学,包括英文字母、日文平假名的读法。

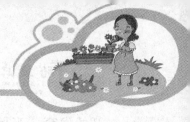

②使用闪光卡片学习数学和图形。

③将生活中遇到的一切事物随时随地讲述给胎儿听,如做菜时,讲述有关炊具和烹调法,以及味道和营养。

④向胎儿讲述超出生活范围的外界事物,如钓鱼时讲钓鱼的方法、鱼的形状、鱼是怎么游动的。

⑤讲述生活中本来没有的幻想,讲述什么是勇气、正义、友情等。

⑥讲授有关人类、自然、社会的知识,如冰箱、洗衣机等家用电器,天然气、电、石油等能源,爱斯基摩人的生活状态等。

读者也许会问,胎儿在宫内学习时,父母要讲那么多那么复杂的内容,胎儿能理解吗?能记住吗?要知道,科学迄今告诉我们的是,人的大脑活动能力仅被用了 3%～4%。为了开发那蕴藏着而尚未被使用的能力,难道我们不应该把一切可能性(也许是超越以往人们想象的可能性)寄托在胎儿身上吗?当然,学习的结果并不是说胎儿一定会成为神童,而是孩子借此可接受更多的信息,从而对他大脑和身心的发育带来很大的裨益。

对此,我们应该怎么看呢?以上几个家庭的宫内学习方法可以作为我们的参考。但不必照搬,每个孕妇可以根据各自的知识水平、兴趣、爱好和实际情况制订一个"宫内学习"计划。宫内学习方法不必强求一律,只要有一颗相信胎教的心,有脚踏实地的胎教行动就可以了。

三、对胎儿进行训练和培养的内容

(一)听力训练

胚胎学研究证明,胚胎从第 8 周开始神经系统初步形成,听神经

开始发育。当胎儿发育进入5～7个月时听力完全形成,还能分辨出各种声音,并在母体内做出相应的反应。有几个有趣的实验研究:

有人曾做过这样的实验,让新生儿吸吮一个与录音机相连的奶嘴,婴儿以某种方式(长吸或短吸)吸吮就可听到自己母亲的声音,而且他们通过辨别声响,表示出对自己母亲声音特别的敏感。

还有人选择在怀孕的最后6～5周让孕妇给胎儿朗读"戴帽子的猫",历时5个多小时,当胎儿出生后进行吸吮试验。先准备两篇韵律完全不同的儿童读物:一篇是婴儿在母亲体内听过的"戴帽子的猫",另一篇是婴儿从未听过的"国王、小耗子与奶酪"。婴儿通过不同的吸吮方法才能听到这两篇不同的儿童读物。结果发生了让人非常惊喜的事情,这些婴儿完全选择了他们出生前学过的"戴帽子的猫"。

还有一个曾经引起世界轰动的年轻人,他叫布莱德·格尔曼,当他从医生那里知道了5个月以后的胎儿能够具有听力,并可以进行学习时,他就开始设想他自己怎样才能够同他的未出世的孩子建立联系,后来他发明了"胎儿电话机"。这种电话机有点像收录机,它可以将录下的声音通过母亲的腹壁传递给胎儿,并可以随时记录胎儿在子宫内对外界各种声音刺激的反应,把这些微弱的子宫内声音再放大,就可以了解胎儿对声音的反应。他相信通过胎儿电话机可以使他和胎儿之间的关系同他太太和胎儿的关系一样密切,因此,布莱德·格尔曼每天不间断地将其放在妻子腹部子宫的位置。有时通过话筒直接对胎儿讲话和唱歌,后来他发现当胎儿喜欢听某种声音时会表现得安静,而且胎头会逐渐移向妈妈腹壁,听到不喜欢听的声音时头会马上离开,并且用脚踢妈妈的腹壁,表示不高兴。

经过一段时间的观察与训练,布莱德·格尔曼已经知道了他的宝贝喜欢听什么声音和不喜欢听什么声音。格尔曼常常很兴奋地对

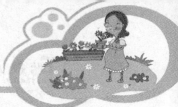

他的朋友说:"我的孩子生下来不久,当她一听到我的声音就会转头来对着我,我简直无法形容她这样做使我多么高兴!"格尔曼发明"胎儿电话机"的消息传开以后,世界各地许多人打电话感谢他的贡献。

以上这些事实说明胎儿在未出生前已经具备了听力。此外,科学家们还发现,如果胎儿在母体内患有先天性耳聋,通过听力训练可以做出初步的诊断,当胎儿出生时就可以采取相应的措施。

(二) 运动训练

"生命在于运动",这对胎儿来说同样适用。可以说,运动是胎儿生长发育的必由之路,早在妊娠第7周,胎儿就开始了自主运动,从眯眼、吞咽、吮手、握拳到抬手、蹬腿、转体、翻筋斗,胎儿都无所不能。胎儿的骨骼、肌肉及全身各器官都在运动中得到锻炼和发展,他在运动中日益强壮。于是,到了妊娠第18周左右,准妈妈就能明显地感觉到来自腹内的胎动。

胎儿的生命在于运动。根据这个道理,胎教理论主张适时适当地对胎儿进行运动刺激,以激发胎儿运动的积极性,促进胎儿的身心发育。研究结果表明,胎儿活动的差异直接影响着他们出生后的活动能力。凡是在子宫内受过运动训练的胎儿,出生后翻身、爬行、坐立、走路及跳跃等动作的发育都明显早于一般孩子。俗话说心灵手巧,可见二者是密切联系、不可分割的。因此,动作的发育又直接影响着孩子的智力、体力的全面发展。由此可见,对胎儿进行运动训练确实不失为一种积极有效的胎教手段。

怀孕是母亲崇高而又自然的事。作为母亲应该使自己适应怀孕这一过程,有条理地正规地进行胎教运动,可以使孕妇在怀孕期间获得最大的舒适,并在这期间使身体处于最佳状态。同时,适当的运动能使全身肌肉活动,促进血液循环,增加母亲的血液与胎儿血液的交换;能增进食欲,使胎儿得到更多的营养;能促进胃肠蠕动,减少便秘;还可以增强腹肌、腰背肌和骨盆底肌的收缩力,有利于改善盆腔充血和使分娩时的肌肉放松,减轻产道的阻力,顺利分娩。

这里介绍的是一套简单的体操,它不花费太多的时间,可以锻炼四肢和腰部。清晨和晚上都可以进行。

(1)孕妇自然坐在床上,两腿前屈呈 V 形,双手放在膝盖上,上身右转。保持两腿伸直,足趾向上,腰部要直,目视右脚,慢慢从 1 数至10。然后顺转至左边,同样从 1 数到 10,恢复原来的正面姿势。

(2)仰卧床上,膝部放松,双足平放,两手放在身旁,将右膝抱起,使之向胸部靠拢,然后左腿。

(3)仰卧,双膝屈起,手臂放在身旁,肩不离床,滚向左侧,用左臀着床,头向右看,恢复原来姿势。然后滚向右以右臀着床,头向左看,动作可以反复做上几次,以活动颈部和腰部。

(4)跪床,双手双膝平均承担体重。背直,头与脊柱成直线,慢慢将右膝抬起靠近胸部,抬头,并伸直右腿。然后改用左腿做这一动作。

上述各节运动重复进行,每次以 5～10 分钟为宜。运动量、频度、幅度自行掌握。

另外,胎儿的运动训练是建立在胎儿一定的自主运动能力基础上的。胎儿的运动训练可于怀孕 3～4 个月时开始。到了妊娠第 6 个月以后,腹部已能触摸到胎儿的头部和肢体,从这时起就可以轻轻拍打腹部,并用双手轻轻推动胎儿,帮助他在宫内"散步"。此外,如能配合音乐和对话等方法同时进行,将会收到更为理想的效果。

最后,还要强调一点,对胎儿进行运动训练要掌握好时机,训练

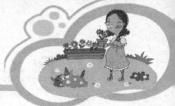

的手法一定要轻柔，要循序渐进，不可急于求成，即使在怀孕7~8个月的训练高峰时期，每次也不宜超过10分钟，否则只能是揠苗助长，适得其反。

（三）语言训练

对胎儿进行语言训练，也可以说是"对话"。孩子出生就会马上识别出父母的声音，这不但对年轻父母是一个激动人心的时刻，而且对孩子来说刚来到这个完全陌生的世界时，如果能听到一个熟悉的声音，对他来说是莫大的安慰和快乐。同时消除了由于环境的突然改变而带给他心理上的紧张与不安。

对胎儿进行语言训练是一种行之有效的胎教方法。法国学者曾经对一些婴儿进行过法语和俄语的选择试验，结果发现他们对法语的发音反应更为强烈。美国"胎儿大学"的一个"小学生"在妈妈肚子里经过"胎儿大学"的语言学习后，出生仅仅9周居然能对录像机放映的节目说"哈罗"。

这两个实例说明了这样一个问题，一个小生命在胎儿期就已经具备了语言学习的能力。根据胎儿这种潜在的能力，只要母亲不失时机对胎儿进行认真、耐心的语言训练，那么等到胎儿出生后的听力、记忆力、观察力、思维能力和语言表达能力将会大大超过未经语言训练的孩子。

曾有一位父亲从胎儿7个月开始经常向胎儿说："小宝贝，我是你的爸爸！"一边抚摸着胎儿，以后每当这句话一出现胎儿就会兴奋地蠕动起来。当这个孩子出生后因环境的突变产生不安而哭闹不止时，他的父亲突然想到了与胎儿经常说的话，于是马上说："小宝贝，我是你的爸爸！"话刚出口，婴儿就像着了魔一样突然停止了哭声，并转头来寻找声音的来源，后来竟高兴地笑了。以后每当孩子哭闹时这句话就会使孩子从哭闹中安定下来。

可见父母通过声音和动作与腹中的胎儿进行语言训练，是一种积极有益的胎教手段。在对话过程中，胎儿能够通过听觉和触觉感受到来自父母亲切的语言，增进彼此生理上的沟通和感情上的联系，这对胎儿的身心发育是很有益的。

与胎儿对话可从怀孕3～4个月时开始，每天定时刺激胎儿，每次时间不宜过长，1分钟足够。对话的内容不限，可以问候，可以聊天，可以讲故事，以简单、轻松、明快为原则。例如，早晨起床前轻抚腹部，说声"早上好，宝宝"。打开窗户告诉胎儿："哦，天气真好！"洗脸、刷牙、梳头、换衣服时都可以不厌其烦地向胎儿解说。吃早餐时先深呼吸几次，问："闻到了吗？宝宝。这是牛奶啊！"散步时，可以把眼前的景色生动地讲解给胎儿："瞧，青青的草，红红的花，多美啊！"淋浴时随着冲洗的动作轻柔地介绍："听，这是流水声，妈妈洗澡啦。"就寝前，可以由父亲抚摸孕妇的腹部，同时实施对话："哦，小宝宝，爸爸来啦，起来活动活动吧。对啦，小手伸出来，小脚丫在哪儿呢？让爸爸摸一摸。啊，会蹬腿了，再来一个……再见！"最好每次都以相同的词句开头和结尾，这样循环反复，不断强化，效果比较好。

随着妊娠的进展，每天还可适当增加对话次数，可以围绕母亲的生活内容，依次教给胎儿周围的每一种新鲜事物，把所看到、所感觉到的东西对胎儿仔细说明，把美好的感觉反复传授给胎儿。

最后还需要提醒大家，由于胎儿还没有关于这个世界的认识，不知道谈话的内容，只知道声音的波长和频率，而且他（她）并不是完全用耳朵听，只是用他（她）的大脑来感觉、接受着母体的感情，所以在与胎儿对话时，孕妇要使自己的精神和全身的肌肉放松，精力集中，

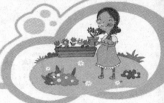

呼吸顺畅,排除杂念,心中只想着腹中的宝宝,把胎儿当成一个站在你面前的活生生的孩子,娓娓道来,这样才能收到预期的效果。

（四）游戏训练

谈到胎儿做游戏这一问题可能会有人疑惑不解,胎儿怎么会做游戏呢？是啊,一般来说做游戏是出生后的孩子们的"专利"。可近几年来,随着医学科学的发展和超声波的问世,发现胎儿在母体内有很强的感知能力。父母对胎儿做游戏胎教训练,不但增进了胎儿活动的积极性,而且有利于胎儿智力的发育。可以通过超声波的荧屏来观察胎儿在母体内的活动情况。胎儿在某一天醒来伸了一个懒腰,打了一个哈欠,又调皮地用脚蹬了一下妈妈的肚子,这使他感到很满意。一个偶然的机会,胎儿的手碰到了漂浮在旁边的脐带,"这是什么东西？"很快脐带成了他的游戏对象,一有机会便抓过来玩弄几下,有时还抓住脐带将它送入嘴边,这个动作使他产生了一阵快意。从胎儿这些动作和大脑的发育情况分析,科学家们认为胎儿完全有能力在父母的训练下进行游戏活动。

据国外报道:天才儿迭戈在母亲腹内第 3 个月起,他的父母亲就开始对他进行游戏训练,通过敲击母亲的腹壁观察他的反应。经过一段时间的训练,小迭戈已经会调皮地与人玩游戏了。当有人敲他母亲腹壁一下,他也敲一下,有人敲两下,他也敲两下。而且他的父母很自豪地说:"他们的孩子一出世就马上认出他的父母。"可见胎儿是很有潜能的,只要父母不失时机地通过各种渠道对胎儿施以早期胎教,使他获得有益的刺激,其本身的能力会远远超过历史上任何一个天才。

为此,美国育儿专家提出了一种"踢肚游戏"胎教法,通过母亲与胎儿进行游戏,达到胎教的目的。方法是:怀孕 5 个月的孕妇可开始与胎儿玩"踢肚游戏",即当胎儿踢肚子时,母亲轻轻拍打被踢的部位,然后等待第二次踢肚。一般过 1～2 分钟后,胎儿会再踢,这时再轻拍几下,接着停下来。如果孕妇拍的地方改变了,胎儿会向孕妇改变的地方再踢,注意改拍的位置离原来胎动的位置不要太远。每天进行 2 次,每次数分钟。这种方法经 150 名孕妇用来施行胎教,结果生下来的婴儿在听、说和使用语言技巧方面都获得最高分。经过这种胎教训练的胎儿,出生后学站、学走都会快些,而且身体健壮、手脚灵活;婴儿在出生时大多数拳头松弛,啼哭不多。与未经训练的同龄婴儿相比,显得天真活泼可爱。据此,目前有关人员提出这样的构想:通过对胎儿实施一种特殊的训练,使其获得良性刺激,以期达到培养超级体育明星的愿望。

目前有些国家正在研究通过对胎儿施行一种特殊的训练,以达到产生体育方面的超级明星。这一愿望经过人们对胎儿潜能的不断认识和挖掘一定会实现。

(五) 性格的培养

性格是儿童心理发展的一个重要组成部分,它在人生的发展中起到举足轻重的作用。人的性格早在胎儿期已经基本形成,这一点已被专家们所证实。因此,在怀孕期注重胎儿性格方面的培养就显得非常必要。胎儿性格的形成离不开生活环境的影响,母亲的子宫是胎儿的第一个环境,小生命在这个环境里的感受将直接影响到胎儿性格的形成和发展。

瑞典有一个名叫克列斯蒂娜的女婴,她虽然长得健壮,但却不愿吸吮母亲的奶,母亲把奶头对着她,她就把头转过去,她情愿去吸别

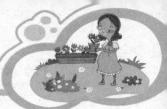

人妈妈的乳汁或奶瓶的奶。后来经过调查才知道,这位婴儿的母亲在怀孕时打算流产,但因其丈夫执意不肯才勉强生下了她。克列斯蒂娜在母亲的腹中已经痛感到母亲不希望生下自己,出生后就心怀不满,因此拒绝吃妈妈的奶,对母亲仍存有戒心。

如果母亲是一位热爱胎儿,不论在任何不良环境中都能够表现出坚强的个性,那么对胎儿则产生不同的效果。曾有一位在妊娠期间遭受沉重打击的妇女,她于怀孕数周后被丈夫抛弃,家庭负担、经济问题都摆在了面前,常常为此发愁。当她怀孕到 6 个月时,在一次检查中发现一侧卵巢患有癌前性囊肿,需要立即手术切除。医生建议她流产,但她毅然拒绝,为了孩子她做好了冒任何风险的准备。最终这位妇女生下了一个健康的胖儿子。

这个实例说明:只要母亲有坚强的性格,就会感染胎儿使其同母亲一道战胜困难,并从中得到性格方面的锻炼。心理学研究证明,胎儿能敏锐地感知母亲的心理活动及母亲对自己的态度。所以,胎儿并不像人们想象的那样娇弱。希望以上的实例能给将要做母亲的妇女一个深刻的启示。

(六) 行为的培养

行为也是一种语言,只不过它是一种不说话的语言。孕妇的行为通过信息传递可以影响胎儿。

我国古人在这方面早有论述,古人认为,胎儿在母体内应该接受母亲言行的感化,因此要求妇女在怀胎时应该清心养性,守礼仪、循规蹈矩、品行端正,给胎儿以良好的影响。相传周文王的母亲在怀文王时由于她做到了目不视恶色、耳不听淫声、口不出傲言,甚至坐立端正,以身胎教。因此,文王生而贤明,深得人心。

明代一位医生也认为,"妊娠以后,则需行坐端正,性情和悦——常处静室、多听美言,令人诵读诗书,陈说和乐,耳不闻非言、目不视恶事——如此则生男女福寿敦厚、忠孝贤明,不然则生男女鄙贱不寿而愚顽"。

可见,早在古代时人们就已经懂得了母亲的良好行为对后代的影响。时至今日,虽然我们已经进入了高科技时代,但我国的古代胎教学说却一直被中、外学者所重视;他们经过长期的研究实践证明了我国古代胎教理论是有科学性的。

就在几年前华盛顿大学医院的精神病科医生罗伯·克洛宁格,经过大量的调查提出一份报告:如果父母是罪犯,出生后的男孩即使给别人哺养,长大后比父母不是罪犯的人,犯罪的可能要大出4倍之多。克洛宁格还发现,父母亲如果其中一位是经济犯罪分子,那么他们的儿子很可能也成为经济犯罪分子。而女儿却并不这样,但迷惑不解的是,女儿往往患有头痛之类的毛病。

美国南加里福尼亚大学一位心理学家耗时30年专门研究犯罪和家庭成员的关系。他研究了1 447名丹麦男性,发现这批人中如果父母是经济犯罪分子,那么孩子经济犯罪的可能性达到20％～24.5％,如果父母是清白公民,那么这个比率将下降为13.5％。

以上实例说明:父母尤其是孕妇行为的好与坏,会对胎儿乃至其一生的行为产生重大的影响。

现代科学认为,孕妇的知、情、意的每一个方面和胎儿都有着潜在的联系,孕妇的思想道德、认知水平和日常行为习惯,对胎儿后天发展也有一定影响。行为胎教法强调孕妇在胎教过程中的积极影响和主导作用,注意从内在的、理性的角度上把握胎教的内容。在具体运用时,首先要求孕妇对怀孕能有正确的认识,即把胎儿看做爱的结

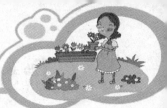

晶,对其倾注爱心,不应用拒绝、讨厌的态度对待胎儿;其次要求孕妇加强思想道德修养,养成良好的行为习惯,处处以身作则,用良好的思想情感影响胎儿。

(七)习惯的培养

我们每一个人都有着各自的生活习惯,有的人习惯于早睡早起,而有的人喜欢晚睡晚起,但不论我们每个人有什么习惯,养成一种良好的生活习惯是不容易的,有的人可能一辈子生活都是没有规律的。那么这是为什么呢? 俗话说:"江山易改,本性难移。"也就是说人一旦养成了一种习惯,想改成另一种习惯是很困难的。

那么,一个人的习惯是什么时候养成的呢? 有人说是儿童时期养成的,也有人说是出生后开始逐渐养成的。如果我们说早在胎儿时期一个人的某些习惯就已基本养成,恐怕人们不会相信。其实胎儿的生活习惯在母亲腹内就受到母亲本身习惯影响,而潜移默化地继承下来,这不是哪个人的凭空想象,而是经过科学家实践证明的事实。让我们通过一项有趣的实验来说明:

瑞典有一位医生叫舒蒂尔曼,他曾对新生儿的睡眠类型进行实验,结果证明:新生儿的睡眠类型是在怀孕后几个月内由母亲的睡眠所决定的。他把孕妇分为早起型和晚睡型两种类型,然后对这些孕妇进行追踪调查,结果发现:早起型的母亲所生的孩子天生就有同妈妈一样的早起习惯;而晚睡型母亲所生的孩子也同妈妈一样喜欢晚睡。

通过实验我们是否可以得出这样一个结论:胎儿出生几个月内,可能和母亲在某些方面有着共同的节律。母亲的习惯将直接影响胎儿的习惯。如果有些母亲本身生活无规律、习惯不良,那么从孕妇怀孕起,养成一个良好的习惯,才能培养出具有良好习惯的胎儿。

(八) 美学的培养

我们生活的这个世界到处充满了各种各样的美,人们通过看、听、体会在享受着这美的一切。然而对胎儿进行美学的培养则需要母亲将感受到的美通过神经系统传递给胎儿,美学培养也是胎教学的一个组成部分。它主要包括:音乐美学、形体美学和大自然美学三部分。

(1)音乐美学:对胎儿进行音乐美学的培养,可以通过心理作用和生理作用这两种途径来实现。心理作用方面:音乐能使孕妇心旷神怡,浮想联翩,从而使其情绪达到最佳状态,并通过神经系统将这一信息传递给腹中的胎儿,使其深受感染。同时安静、悠闲的音乐节奏可以为胎儿创造一个平静的环境,使躁动不安的胎儿安静下来,使他蒙眬地意识到世界是多么的和谐,多么的美好。在生理方面:悦耳怡人的音响效果能激起母亲自主神经系统的活动,由于自主神经系统控制着内分泌腺使其分泌出许多激素,这些激素经过血液循环进入胎盘,使胎盘的血液成分发生变化,有利于胎儿健康的化学成分增多,从而激发胎儿大脑及各系统的功能活动,来感受母亲对他的刺激(教育)。

(2)形体美学:主要指孕妇本人的气质,首先孕妇要有良好的道德修养和高雅的情趣,博闻强识,举止文雅具有内在的美。其次是颜色明快、合适得体的孕妇装束,一头干净、利索的短发,再加上面部恰到好处的淡妆,更使人显得精神焕发。据日本"每日新闻"报道,近期研究结果证明,孕妇化妆打扮也是胎教的一种,使胎儿在母体内受到美的感染而获得初步的审美观。

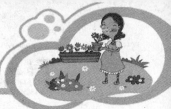

（3）大自然美学：孕妇多到大自然中去饱览美丽的景色，可以促进胎儿大脑细胞和神经的发育。大自然的色彩和风貌对促进胎儿大脑细胞和神经的发育也是十分重要的。孕妇可于工作之余欣赏一些具有美的感召力的绘画、书法、雕塑，以及戏剧、舞蹈、影视文艺等作品，感受大自然的美，如深蓝色的大海、红彤彤的晚霞、五颜六色的花朵、悠悠飘浮的白云、翩翩起舞的蝴蝶、叫声悦耳的小鸟和沁人肺腑的花香等，并把内心的感受描述给腹内的胎儿。

（九）情趣的培养

科学家经常告诫人们，要保持身心健康就要适当丰富精神活动，如听音乐、看书、读诗、旅游或欣赏美术作品等。这些美好的情趣有利于调节情绪，增进健康、陶冶情操，而且对下一代也是非常重要的。

我们知道胎儿和母亲是血肉相连的，胎儿与母亲之间有着微妙的心理感应。因此，母亲的一言一行都将对胎儿产生潜移默化的影响。

相传在我国古代有一位神童，能将从未见过的几篇文章和诗句倒背如流。那么这个孩子怎么会有如此先知先觉的本领呢？原来这些作品都是他的母亲在怀孕时候喜欢读的，并经常讲给胎儿。

（1）给胎儿讲故事：这是一项不可缺少的胎教内容。这是因为讲故事时，母亲把腹内的胎儿当成一个大孩子，娓娓动听地述说，亲切的语言传递给胎儿，让胎儿不断接受客观环境的影响，在不断变化的文化氛围中发育成长。

讲故事的方式有两种：一种是由母亲任意发挥，讲随意编就的故事；一种是读故事书，最好是图文并茂的儿童读物。内容宜短，宜轻

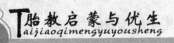

松和谐。较易引起恐惧和伤感，以及使人感到压抑的故事，如《灰姑娘》、《白雪公主》等就不宜选用。讲故事时母亲应采用一个自己感到舒服的姿势，精力要集中，吐字要清楚，声音要和缓，既要避免高声尖气地喊叫，又要防止平淡乏味的读书，应以极大的兴趣绘声绘色地讲述故事的内容，将画册中每一页所展示的幻想世界，用富于幻想的大脑放大并传递给胎儿。除此之外，还可给胎儿朗读一些轻快活泼的儿歌、诗歌、散文及顺口溜等。

(2)给胎儿唱歌：如果母亲能亲自给胎儿唱歌，将会收到更为令人满意的胎教效果。有人做过这样的实验，由男女两位研究人员分立两侧，同时呼唤一名新生儿，然后互换位置，进行相同的实验。结果发现，大多数时候新生儿的头部转向女性一侧。对此，一位心理学家解释说，胎儿对母亲的声音具有特殊的依赖性和敏感性。因此，您不妨每天哼自己喜爱的小调，对您的宝宝实施胎教，他将受益匪浅。一方面，母亲在自己的歌声中陶冶了性情，获得了良好的胎教心境；另一方面，母体在唱歌时产生的物理振动，和谐而又愉快，使胎儿从中得到感情上和感觉上的双重满足。这一点，是任何形式的音乐所无法取代的。

有的孕妇认为，自己五音不全，没有音乐细胞，哪能给胎儿唱歌呢。其实，完全没有必要把唱歌这件事看得过于神秘。要知道，给胎儿唱歌并不是登台表演，不需要什么技巧和天赋，要的只是母亲对胎儿的一片深情。只要您带着对胎儿深深的母爱去唱，您的歌声对于胎儿来说一定是十分悦耳动听的。因此，准妈妈在工作之余，不妨经常哼唱一些自己喜爱的歌曲，把自己愉快的信息，通过歌声传递给胎儿，使胎儿分享您喜悦的心情。唱的时候尽量使声音往腭部集中，把字吐清楚，唱得甜甜的，您的胎儿一定会十分开心。

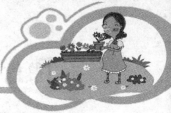

科学家们发现,广泛的情趣对改善大脑的功能有着极为重要的作用。有人认为,乐队指挥、画家、书法家等生活情趣较丰富的人,他们之所以具有创造力,这与他们经常交替使用大脑的左或右半球,促进左脑和右脑的平衡,提高大脑的功能有关。因此,母亲的生活情趣无疑对胎儿大脑左半球和右半球的均衡发育起着很关键的作用。

(十) 音乐的培养

音乐对于陶冶性情、和谐生活、加强修养、增进健康、激发想象力和智力等方面都具有很好的作用。可以说,没有音乐的世界是苍白、平淡的世界。这里我们想侧重谈谈胎教音乐对孕妇和胎儿的影响。

(1)胎教音乐的意义:在生活中,人们常常把那些适合于孕妇和胎儿听的音乐称为胎教音乐。毫无疑问,胎教音乐对于促进孕妇和胎儿的身心健康具有不可低估的影响,而这种影响通常是通过心理作用和生理作用这两条途径来实现的。

在心理作用方面,胎教音乐能使孕妇心旷神怡、浮想联翩,从而改善不良情绪,产生良好的心境,并通过某种途径把这种信息传递给腹中的胎儿,使其深受感染。安静悠闲的胎教音乐,还可以安定孕妇的心率和呼吸频率,使之与子宫相邻的大动脉的血流声和横膈膜的活动相适应,给胎儿创造一个平静的环境。同时,优美动听的胎教乐曲能够给躁动于腹中的胎儿留下深刻的印象,使他蒙胧地意识到,世界多么和谐、多么美好。

在生理作用方面,胎教音乐通过悦耳怡人的音响效果对孕妇和胎儿听觉器官的刺激,促使母体分泌出一些有益于健康的激素,从而进一步改善了母体的生理状况,使母腹中的胎儿健康地发育。同时,还能较好地改善和加强胎儿的大脑皮质及神经系统的功能。胎教音乐中的节奏还能与母体和胎儿的生理节奏产生共鸣,进而影响胎儿全身各器官的活动。

有人曾做过这样的实验,定期给一个 7 个月的胎儿播放胎教音乐,发现胎儿心率稳定,胎动变得舒缓而有规律。等孩子出生后再听到这段音乐时,神情安详,四下张望,表现出极大的兴趣。经过一段时间的追踪调查,发现这个婴儿耳聪目明、性格良好,动作发育也明显早于同龄婴儿。

由此可见,让胎儿听音乐的确是一种增智健体的好办法。毫不夸张地说,在诸多胎教方法中,坐第一把交椅的非胎教音乐莫属。

(2)音乐是情感交流的桥梁:怀胎十月,对望子心切的父母来说,时间是不短的。但是,做父母的在这期间应该怎样和自己的孩子联系,交流感情呢?

在各种艺术中,音乐有其特殊的位置,它是孕妇与胎儿之间不同语言间的桥梁,能被胎儿所感受。音乐是孕妇和胎儿建立最初联系和感情的最佳通道。

胎儿能记忆母亲的声音,是在子宫内首先感受到的韵律。开始时,韵律不是通过胎儿听觉感受到的,而是胎儿的全身随着母体大血管及分支里的血液流动而同步颤动。这种韵律不变有规律的流动,在整个怀胎时期是胎儿的伴侣,是胎儿生活环境中重要的组成部分。

我们已经知道胎儿对声音有反应。有人测试胎儿的心跳,发现音乐可使胎儿心跳的频率有变化,不论对高、低调都有反应。受音乐的影响,胎动也会增加。

胎儿熟悉母亲的心音,同样熟悉母亲说话或唱歌的声音,而且一直保持到出生以后,在音乐的气氛中,父母子女之间更和谐、融洽。

曾有一位妇女,在孕期非常喜欢听某一张唱片的音乐,几乎每天

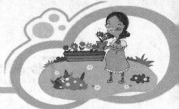

都要听这段音乐,但她分娩后却未再听过。当她的孩子 7 岁时,偶然听到这张唱片,顿时兴奋地跑到母亲面前说他非常喜欢这段音乐。有人曾经做过一个实验,给孕妇听音乐。在 2 分钟后,孕妇的心跳加快,如果在孕妇腹部子宫区放一共鸣器,5 分钟后胎儿的心跳也加快。音乐的高调和低调(包括成人听不见的低调),胎儿都有反应,受音乐的影响,胎动也增加。

父母对着胎儿唱唱歌,说说话,选择音乐同胎儿进行"交谈"和思想感情交流,可减少初产妇对胎儿的生疏感。平时,由于胎儿的特殊环境与地位,胎儿"听"到的声音大部分是母体传来的,胎儿熟悉母亲说话和唱歌的声音,就像熟悉母亲的心音一样,父亲对胎儿说话、唱歌,虽然其声音传给胎儿不如母亲那样直接,但也有良好的作用,在这样的气氛中,父母和子女之间更加和谐融洽。也有选择录音机和唱片提供音乐和韵律的,但这样缺少胎儿最需要的温暖和直接接触,所以最好还是由亲人自己来完成。孕妇唱歌或哼哼曲调,比说话更能直接地表达感情。所以,在某种意义上说,音乐是给胎儿和婴儿的另一种语言。

人类需要音乐,胎儿需要音乐,不通过音乐给孩子以快乐来刺激和安慰,等于不教孩子说话。即将做父母的夫妇们应该让自己的宝宝在音乐声中,在父母的交谈中,健康幸福地出生、成长。

(3)孕妇对音乐的需求

①音乐可以影响和调节人们的精神与情绪,它不仅是一种艺术欣赏上的特殊声波,并具有一种特殊的非语言功能,通过音乐声波传入耳朵并抵达大脑的听觉中枢,可以影响大脑的边缘系统和下丘脑。由神经生理学可知,大脑的边缘系统和内脏活动与情感反应有密切的联系。所以,在实际生活中稍加留意便可见到,不同的音乐在大脑

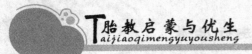

中所引起的不同感觉,以及人体内脏和情感的不同反应,如有的音乐会使心跳变快、呼吸变急促,甚至引起血压升高,有些音乐则会使精神放松、呼吸变浅变慢,全身肌肉得以放松,情绪安稳而愉快。

②音乐是一种非语言形式的语言,它借着特殊的音调旋律、节奏和力度,使不同种族、不同语系的人们产生同样的情感和认知。这种看不见、摸不着的声波,可以经由听觉器官的帮助而被人们感知;它最大的特点便是擅于抒情,能反映人们的内心世界、感情思绪及理想等,尤其在表达活生生的感情波动时,它比任何艺术形式更为明显有力。

③音乐最擅于表达情感,它对人类的喜、怒、忧、思、悲、恐、惊均能淋漓尽致地表现出来;当人们听到一首节奏铿锵的进行曲时,往往会不由自主地调整脚步,顿时情绪高昂起来,此时不论哪个国籍或民族的人,也不论文化及知识水准的高低,都会受到感染而产生情绪变化。如有人听到斯特劳斯那富有弹性的节奏,以及旋律优美的圆舞曲时,他的脚便会自然地随着节奏跳起来;而有人听到小提琴协奏曲《梁祝》中"楼台相会"那如泣如诉的音乐时,不禁潸然泪下。

总之,音乐就是用它的声波特性所抒发的情感来感染听众,让听众结合其自身的经历及心境而产生情绪上的共鸣,以达到调节或控制情感的作用。正因为如此,孕妇在整个妊娠过程中经常需要维持心平气和及轻松愉快的心情,音乐便显得非常重要。

(4)胎儿对音乐的需求:胎儿在大脑发育的过程中,需要音乐这种良性的信号刺激,以促进神经细胞的增长。

①从胚胎学可以了解到,胎儿听觉器官的发育到6个月至6个半月左右,其外耳、中耳和内耳的结构基本上已发育成和出生时相同,只有中耳鼓室和乳突部分要到出生时才能与呼吸同时完成气化过

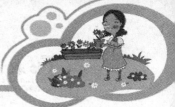

程。这说明了此时的胎儿,听觉系统中耳的部分已具备了传导声波的功能,使声波的机械振动能传递到听觉神经末梢;与出生后相比,其相异之处仅在于传声媒介之不同,即出生以前以固体传导为主,而出生后改为气体传导为主。另外,由于中耳鼓室在胚胎期末未能完全气化,再加上外耳道又有羊水,所以不能像出生后那样具备3 000赫兹的共振频率。

②从临床经验上来看,许多孕妇皆反映,外界突发的声响会引起胎儿突然动起来;近年来以超声波扫描发现,外界的声波尤其是突发的声响,会引起胎儿心率加快及胎动增强,证实了外面突发的声音会造成胎儿惊吓的反射。工作人员在试验室做试验时,不让孕妇听到声音而只让胎儿听到(以人工喉置于孕妇腹壁上震动发声),结果仍然引起胎儿的惊吓反射。国外则将这种方式设计成一种胎儿神经系统发育状况的检查方法,以便及早发现胎儿有无先天性生理缺陷。

从孕妇妊娠期间的经历体验,发现外界突发的声响会引起胎儿惊吓的反射动作,那么,他到底有没有听到这个声音呢? 由于胎儿是无法用语言来回答我们的,因此必须要以一种客观的检查方法,来确定他是否听见了这个声音。后来经由纽约州罗彻斯特大学的几位医学博士系统的研究后证实,胎儿对声音刺激确有听觉反应。

③基于噪声刺激会对胎儿造成损伤的事实。人们意识到应防止有害的声波,并积极致力于利用有益的声波,以控制声波向对胎儿造成好的影响方向去努力。近10年来,有关噪声对胎儿造成负面影响的研究报告逐渐增多。例如,有人依据日本大阪机场附近出生的婴儿体重过轻,推测是因为母亲受到噪声的影响而精神紧张的缘故。经过相关的实验证明,噪声属于有害声波,的确可以损伤胎儿的机体和器官,而对人体和胎儿来说,轻柔舒缓的音乐可看做是一种有益声

波,它能使人的情绪及精神得到放松和调剂,对人体有一种良性的刺激作用,这些在超声波的扫描监视下被做了多次实验。近几年来,国外许多大学如美国加州大学、澳大利亚坎培拉大学等,都有关于胎教的报道,其中介绍了用音乐对胎儿施教,可使胎儿的大脑发育更好,孩子出生和长大以后,无论从音乐兴趣或体质、智力等几方面,都比未受胎教的孩子发育更好。

④从胚胎学及幼儿神经学的基础理论,我们知道音乐声波可能促进大脑神经细胞的增长,从而为出生后的大脑神经活动如信息传递、信息储存等,提供一个较好的先天物质基础。

从神经系统的胚胎发育上,我们可以知道胎儿脑部成熟期开始于胎龄 6~7 个月,脑的成熟是脑细胞数量增加和结构分化的结果。根据大脑发育的研究显示,胚胎发育的第 10~18 周,是脑细胞数量增加的第一个高峰;到第 23 周时,脑皮质的分子层、外颗粒层、小锥体细胞层、内颗粒层、大锥体细胞层等结构已定型。而大部分脑细胞都是在出生前分裂而成的,出生后的第 3 个月,则是婴儿脑细胞生长的第二高峰。

脑细胞在数量增加的同时,它的内部结构也随着胚胎发育而进一步分化,即内部出现了与细胞代谢作用有密切关系的酶,如琥珀酸脱氢酶、细胞色素氧化酶、碳酸酐酶、碱酯酶等。这些酶的生物学意义很重要,如碱酯酶的出现代表神经系统成熟的开始,它在细胞内的含量是否足够,对器官系统功能的正常与否有直接的关系。

另外,从胎龄第 6 个月开始,胎儿脑细胞内会出现尼氏体,它是由发达的粗面内质网和游离的核蛋白体所构成,这时的脑细胞具有活跃的合成蛋白质的功能,所合成的蛋白质作为营养物或酶,对神经递质和神经分泌物的形成,以及执行神经细胞的功能活动都很重要。

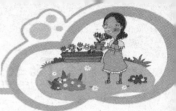

在胎儿脑细胞形态变化的同时,脑也逐渐建立起生理功能,两者之间是相互影响的,脑细胞在胚胎发育50天左右便可测出脑电波,但此时还相当弱,到胎龄7个月时脑电波就很明显了,这也反映出胎儿脑部成熟的开始。从此时起随着胎儿脑部发育的进一步均衡化,到出生时他的脑电波将变得较为协调,左右两个半球的脑电波会出现对称的趋势。

因此,从胎儿、婴儿脑部发育的要求上来看,正确使用声波的有利因素(如语言、音乐)和防止声波的不利因素(如噪声),不但要对胎儿及婴儿做到防止噪声刺激的保护,同时更要积极地适时给予一些有益的声音刺激。

根据神经细胞形态学的研究,从神经分子生物学的角度,便可了解大脑形成学习过程的基础,知道"学习"的本质就是脑部信息的储存过程,而"记忆"则像从脑部银行中提取存储一样。"学习"和"注意"分为"运动性学习与记忆"(包括语言、唱歌、舞蹈、写字等表现性运动)及"认识性学习与记忆"(即回忆某些理解性经验,如记忆面容、名字、韵律、图书、音乐曲调等能力,或语言、故事及科学技术等更高水准的学习)。

由以上有关学习与记忆的神经生理研究,可以设想音乐(一些特殊的音乐)具有引起刺激信号的作用,传入大脑后,可诱发和学习记忆有关的"突触电位"升高,这种作用可导致大脑特殊的合成,继而进行大脑内蛋白质的合成,最后将引起涉及突触生长和密码专一结构和功能的改变。

(5)胎教音乐的设计:音乐凭借其本身的旋律、节奏、节拍、力度、音域、音色、和声等特征,抒发各种不同的情感来感染听众,但音乐除了所具有的表情性之外,尚有民族性和地方性。在民族性上的表现,中国音乐重视旋律特点,而西洋音乐重视和声特性,这和语言因素有关。西洋语言只有轻声和重声,而中国语言有平仄四声,说起话来抑、扬、顿、挫,婉转动听又富旋律性,由于中国音乐的旋律性强,所以表达感情的能力也强。至于地方性的表现,我国北方的音乐高亢明亮,而江南一带则是婉转流畅。由于民族性和地方性使然,一首优美动听的乐曲会有不同的感受和不同的喜爱程度。因此,在创作胎教音乐时,除了要根据不同地域、不同民族的音乐偏好和语言韵律等特点去谱曲和配器,还要配上音效和诱导词来加强音乐的环境描绘或内心情绪的刻画,以此作为各地区、民族间对一首乐曲欣赏时感受的桥梁。

对一般人或孕妇而言,则绝大多数仅具备了知觉欣赏的能力,因而便要从乐曲的旋律上下工夫,借着悦耳的旋律来感染这类听众。同时再配合语言诱导和生物效果(如虫鸣鸟啼、潺潺流水等),帮助人们借助这些音效,产生良辰美景的情境联想,以达到借助音乐抒发情感的效果。

在引起情绪产生变化的外界刺激中,语言对机体功能的调节有极重要的作用。例如,字词本身就可以是一个刺激物,可以对人体产生强大的刺激作用,又如铃声这么一个具体的刺激物,它会对人形成条件反射性的血压升高,当这种条件反射成立,即使不用铃声作刺激物,而只要说出"铃"这个字,便可以引起血压升高的反应,甚至被测试者自己说出"铃"字时,他的血压也会升高。再者,人们都知道在催眠过程中,暗示性的词能引起人体功能的显著改变,而且也证明了人在清醒的状态下,语言暗示可以多方面影响人体的各种生理过程。例如,将安眠药谎称是咖啡因让人吃,在"兴奋剂"这个名词的作用下,不仅没有催眠作用,反而更加兴奋了。

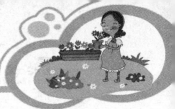

这些以字词为刺激物来影响人情绪的例子,在日常生活中俯拾即是,因此为了诱导孕妇心情愉快和精神安定,的确应在胎教音乐中配上适合的诗或词,将对人的心理调节及情绪控制产生更佳的效果。

四、父亲在胎教中的作用和做法

准爸爸是胎教中准妈妈的第一助手,在整个胎教过程中,他和母亲一道精心选定了受孕的最佳时机,并以其最佳状态参与了造就新生命的全部过程,奠定了胎教的先天生理基础。

更为重要的是,准爸爸在与胎儿对话,给胎儿唱歌,训练胎儿运动等胎教手段的实施过程中,将发挥无可比拟的作用。这是因为,男性特有的低沉、宽厚、粗犷的嗓音更适合胎儿的听力功能,也许对以后培养孩子的阳刚之气会有裨益。所以,每当这种声音出现时,胎儿都会凝神细听,表现出积极的反应。胎儿对父亲的这种积极反应,母亲是无法取代的。父亲在与胎儿的对话过程中得到了感情的升华,充分体验到为人父的责任,从而激起对孩子的爱。父亲的这种父胎交流的做法,对准妈妈的心理也是一种极大的安慰和鼓励,使她确信夫妻深厚的感情在对待胎教上取得了共识,而且对创造良好的胎教家庭气氛也具有积极的作用。因此,我们希望每一个准爸爸都应充分意识到自己的责任,及时准确地进入角色,用博大深厚的父爱滋润、培育母腹中那个幼小的新生命。如果您这样做了,那么您将无愧于父亲的称号。

丈夫是妻子接触最多而又最亲密的人,丈夫的一举一动,乃至情感态度,不仅影响到妻子,更影响到妻子腹中的胎儿。作为丈夫不要等孩子出生以后再教育,实际上应该趁胎儿在妻子腹中孕育着的时

候,就应担负起帮助妻子实施胎教的重任,真正担当起"好爸爸"的重任,建立父子间的亲密感。具体做法如下:

(1)做好后勤工作:妻子在孕期需要大量营养,营养不足则后代不但体质差,而且胚胎细胞数目及核糖核酸的含量也比正常的低,从而影响到胎儿出生后的智力。因此,做父亲的一定要千方百计地做好后勤工作,研究妻子怀孕后对营养的需求,跑市场,做采购,下厨房,全心全意为妻子服务,以保证母子饮食营养丰富,身体健康。

(2)保护好妻子:要好好保护妻子,妻子在怀孕时期处于"弱势"人群中,丈夫有责任和义务保护母子的健康和安全。除分担家务,减轻负担外,要考虑到妻子腹部膨大,活动不便,若操劳过度,或激烈运动,会使胎儿躁动不安,甚至流产。因此,要让她有充分的睡眠和休息。在乘汽车、逛商店时,要保护妻子,避免其腹部直接受到冲撞和挤压。

(3)善于调节妻子的情绪:丈夫要关心、体贴怀孕的妻子,挤出时间多陪陪她,从感情上满足妻子需要关爱、体贴的需求。

胎儿发育时需要适宜的环境,也需要各种刺激和锻炼。胎儿除生理需要外,还需要一些与精神活动有关的刺激和锻炼。例如,丈夫可与妻子适度的开开玩笑,谈谈逸事趣闻,回忆过去的美好时光,幽默风趣的话会使妻子的感情更丰富;陪妻子观看喜剧、小品和相声,少看悲剧;陪同妻子做短途旅游,观赏自然风光,寄情于山水之间等。总之,让她的情绪出现短暂的、适度的变化,为未出世的孩子提供丰富的精神刺激和锻炼,以适应当今社会快节奏变化的需要。

(4)提供良好的生活环境:家居周围要有一个良好的生活环境。如自家环境不好,可暂时住到别处,因为强烈的噪声或振动会引起胎儿心跳加快和痉挛性胎动。若家居周围属于工业污染区,污浊的空气中有害物质较多,应毫不犹豫地迁居他处,哪怕临时租房也值得。

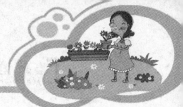

(5)顾全大局：父亲得了传染病，哪怕症状不太重，也会通过传染途径影响妻子，进而危及胎儿。不论父母，在疾病流行季节都要少去公共场所。丈夫一旦得了传染病，如甲肝、乙肝、肺结核等，要采取隔离措施，与妻子隔离一阵子。吸烟对胎儿危害极大，在烟雾缭绕的环境中生活的孕妇，不仅呼吸道可吸入大量的一氧化碳，而且香烟中的尼古丁还能通过皮肤、胃肠道进入母体，从而殃及胎儿。为了妻子和胎儿的健康，做丈夫的应该顾全大局，少吸烟或不吸烟。

(6)激发妻子的爱子之情：丈夫除了让妻子多看一些能激发母子情感的书籍或影视片外，还要多与妻子谈谈胎儿的情况，隔着肚皮一起和胎儿对话；关心妻子的妊娠反应，询问胎动情况，有时也可帮助妻子一起抚摸腹部，数胎动，听胎心音，提醒妻子注意胎儿的各种反应；与妻子一起描绘胎儿在"宫廷"中安详、活泼、自由自在的形象，一起猜想孩子的小脸蛋是多么漂亮逗人，体形是多么健壮完美。

实际上，这些活动本身就是胎教的具体内容，它对增加母子生理、心理上的联系，增进母子感情都是非常重要的。另外，丈夫要摒弃重男轻女的旧观念，妻子也不可因孩子的性别而烦恼。许多实验都证明，父亲的态度和情绪对胎儿有很大的心理影响。父亲厌恶孩子会影响母亲的态度，使母亲对胎儿也产生厌恶情绪或流产的念头，这都不利于胎儿的身心健康。在胎儿期就深爱自己孩子的父母亲，将来孩子出生后，父子情、母子情亦深；相反，父母亲厌恶胎儿的话，孩子出生后，对父母亲感情不会很深。

(7)节制性生活：妊娠是妻子的特殊时期，在妊娠初期和后期，夫妻同房易引起流产、早产或阴道感染；妇女在妊娠期对性的要求多半不高，因而节制房事的主要责任在丈夫身上。如果深爱自己的妻子的话，就不能频频提出性要求，而应节制，即使在比较安全的妊娠中

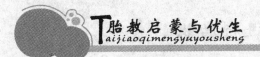

期,也要注意变换性交体位,减少对妻子腹部的压迫和撞击。

(8)培养妻子的审美情趣:妻子对美的追求,对艺术的欣赏,可陶冶自己和胎儿的情趣。音乐是情绪转化的产物,音乐胎教不仅可促进胎儿的身心发育,还能提高胎儿对音乐的兴趣。除了听音乐外,丈夫还可陪妻子作画,看画,观看摄影、画展,养花,养金鱼,观看艺术表演,以提高艺术修养。同时,丈夫要鼓励妻子加强"专业"学习,培养妻子多方面的兴趣。妻子怀孕以后,难免有惰性心理,而丈夫的责任则是要千方百计把惰性心理加以转化,特别是妊娠后期还可与胎儿一起学习,如看看儿童读物,读读外语等。

(9)和胎儿说话:常见妈妈摸着肚子和胎儿说话,而爸爸跟胎儿说话也是十分重要的。准爸爸在与胎儿对话,给胎儿唱歌,训练胎儿运动等实施胎教手段的过程中,将发挥无可替代的作用。这是因为男性特有的低沉、宽厚、粗犷的嗓音更适合胎儿的听觉功能,所以每当这种声音出现时,胎儿都表现出积极的反应。关于这一点,我们不得不承认,母亲也是无法取代的,父子在对话过程中得到了感情的升华,充分体察到身为人父的责任,对准妈妈的心理也是一种极大的安慰和鼓励。而且,对创造良好的胎教气氛也具有积极的作用。

(10)做新一代的育婴父亲:传统观念认为,生儿育女似乎是女人的专利,男人应该到社会的大舞台上去闯,女人世袭的领地是家庭。但是,观念和现实都在变化,现在国外就有父亲请假育婴的新趋向。

在美国,至少有40%的大公司允许父亲请假育婴。不仅如此,最近一段时间以来,美国参、众两院举行听证会,讨论要求雇主对所属人员给予初为人父母的4个月无薪产假的法案,这项新法案的重点是强调应当同样给予父亲"产假"。一些育儿专家、女权运动者认为,男人应当负起更多的"哺育责任"。

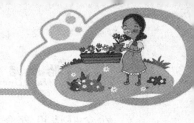

五、十月胎教

（一）孕一个月的胎教

当年轻的女性知道自己体内正开始孕育一个新生命的时候，那种兴奋和喜悦的心情是无法形容的，这时孕妇的情绪是积极向上的。但也有少数孕妇由于某种原因对怀孕产生紧张、焦虑不安的情绪，孕妇的这两种情绪都会对胎儿产生直接的作用，在胎儿身上出现两种不同的状态，前者使胎儿安静、舒适，促进良好的发育，后者会使胎儿发育缓慢，甚至发生流产。为了保证孕妇有良好的情绪要注意创造胎教心境。要使胎儿出生后聪明、健康、活泼、漂亮，首先要创造孕妇良好的胎教心境。也就是说，在妊娠期间始终保持心情愉快，这是进行胎教的第一课。要想做到这一点，孕妇除了要克服孕期出现的不良心理状态外，还需要所有家庭成员，尤其是丈夫的关怀。只有这几方面共同配合才能使胎教顺利地走上轨道。

第一，孕妇自己要消除不良情绪。由于妊娠会引起母体发生一系列特异性生理变化和心理变化，所以要采取措施调整心理变化而达到新的平衡。

第二，丈夫要注意对妻子情绪的良性影响。丈夫的言语和行为对妻子的情绪有着直接的影响，如果丈夫在妻子怀孕期间对其倍加关心，体贴入微，不但使夫妻之间感情进一步加强，而且还会给妻子一种美好的、健康的心理刺激，促进妻子大脑皮质功能和机体免疫功能增强，这种感觉会使母体内不断地产生促进胎儿良好发育的激素。日本上智医院阿部顺一教授指出，智力超群，身体健康的婴儿多降生在父母情投意合，相互体贴关怀的家庭中，绝不会出生在嗜好烟酒、经常吵嘴和没有修养的家庭中。

第三，家庭其他成员对孕妇的关照。怀孕后的妇女对来自家庭其他成员的态度是敏感的。因此家庭每一个成员对孕妇产生的情绪必须加以注意，多给予一些理解和帮助，说话要和蔼可亲，对孕妇的衣、食、住、行都要表现出极大的关怀，让她多感受一些大家庭给予的温暖和爱护，从而消除妊娠带给她的不安心理。

第四，消除孕妇心理负担。孕妇怀孕后，对胎儿的性别这一问题是许多家庭的热门话题。生男生女是由精子（丈夫）决定的。孩子是否聪明、健康取决于遗传、孕育、胎教等多方面的结合，并付诸行动之中。不要在胎儿性别上给孕妇增加心理压力，使其产生很大的精神负担，结果适得其反。

为了胎儿的身心健康，要给孕妇一个温暖、和睦的家庭环境，人人关心她、爱护她，给她创造一个良好的胎教心境，这是所有家庭成员的一项不可推卸的神圣义务。

胎教方法练习

练习1：维奥蒂的音乐。

主题：以音乐消除压力。

做法：播放音乐带。

参与者：妈妈和胎儿。

进度：60分钟，每周至少2次，怀孕全期。

在开始做这节练习前，先选择让孕妇觉得特别放松和愉快的音乐，时间为60分钟。由于巴罗克音乐或类似巴罗克音乐的慢节拍，最

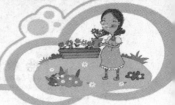

接近胎儿从子宫中听到的妈妈在休息状态的心跳声,所以我们特别推荐海顿、Boccherini、巴赫、莫扎特、韩德尔、Fasch 和维奥蒂等音乐家的作品。其中一些特别适合的曲子像舒伯特的《鳟鱼》钢琴和提琴五重奏、维奥蒂的 D 调广板吉他协奏曲、莫扎特的 21 号钢琴协奏曲、韩德尔的降 B 调竖琴协奏曲和维奥蒂的 D 调横笛协奏曲。要是孕妇不喜欢古典音乐,那么任何可以令孕妇心情放松的音乐——除了热摇滚或迷幻摇滚(acidrock)以外都可以。如果孕妇选择录制一盘包括多位音乐家的录音带,尽量让前一种曲子和下一种曲子间的转变较平缓而自然些。这个练习的目的是孕妇放松,不使营造出来的气氛受到干扰。

选好 60 分钟的音乐后,孕妇可以把它们录在随身听或录音机里,随时播放。建议孕妇至少每周 2 次全部安静的听一遍。听录音时别躺下来——因为这样孕妇可能睡着,错失了让孕妇在清醒中放松的目的。注意别在孕妇工作或驾车的时候听音乐。这个练习需要孕妇完全而积极地将注意力投注在音乐上,停止所有其他的事务。

特别提示:到分娩时,把这盘录音带带进产房,在产妇阵痛时播放。它将帮助产妇和胎儿放松,甚至帮助产妇的伴侣和助产者放松。宝宝出生后妈妈会发现,当孩子生病或焦躁不安时,放这盘特殊的录音带能帮助他放松心情,让他觉得舒服些。

练习 2:深度放松。

主题:深度放松。

做法:录制清醒状态放松法的录音带。

参与者:妈妈。

进度:20 分钟,每天 1 次,怀孕全期。

在怀孕期经常让自己进入深度放松的状态,可以帮助孕妇减轻压力。真正的放松不仅可以使孕妇变得愉快些,还能减少孕妇身体所制造的肾上腺素和其他带来压力的激素,减轻它们对胎儿不良的影响。研究人员已经证明,焦虑的母亲会产生过量的肾上腺素,使生出来的孩子神经过敏和更爱哭闹。这类孩子中有些甚至出生后就有十二指肠溃疡。相反的,在怀孕期情绪较平稳的妈妈往往生下情绪较平稳的宝宝,而且分娩时也较为顺利。

清醒状态放松法是现有的放松技巧中最有效的一种。这种放松法被运动心理学家广泛地用来帮助运动员集中注意力,改善他们的成绩,因为他们知道放松是达到目标不可缺少的一部分。孕妇的身体完全放松,大脑却能保持敏锐和清醒:在孕妇做深度放松时,身体的肌肉会放松,呼吸次数和心跳会减慢,经过大约20分钟后,孕妇便能觉得焕然一新、重新充满活力,可以继续做一天的工作。

在真正掌握清醒状态放松法的技巧前,有几件先要准备的东西:一张舒适的椅子和一个垫脚用的脚凳或厚脚垫;录音带、录音机或随身听,供练习中使用;先放10分钟的轻松音乐,再放"维奥蒂的音乐"。不过,孕妇也可以选择任何符合"练习1"的标准音乐。

在孕妇备齐这些工具后,请准备好录音机,开始录制以前的练习指示。孕妇可请丈夫或亲近的朋友念这些指示,如果孕妇不喜欢的话也可以自己念。建议为孕妇念指示的人在开始录制前先心里默念一遍,而录音时应尽量以和缓、平静的方式念,在适当的地方应稍做停顿。

要录制的内容如下:

闭上眼睛,做几个深呼吸。持续平稳地把你的注意力放在呼吸的节奏上,放在你身体的感觉上,放在你对自己的感觉和想象上。如

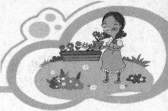

果有外界的思绪闯进来,你只要让它们飘过去,就好像浮云飘过天际一样。注意着它们,然后让它们飘走。

现在感觉你的脚,注意你脚上承受的压力和脚放置的角度。感觉你的脚掌,注意你的脚跟、脚趾、脚踝。现在开始向脚掌心弯曲你的脚趾,好像要让脚趾碰到脚掌心一样,把脚趾往下压。压,压,压,保持这样,然后放松。

吸气—呼气—完全放松。

随着你一次次的呼吸,你也进入了一次比一次更深层的放松状态。你并没有睡着,你仍然保持清醒,但是很放松。

现在开始感觉你的小腿,从你的膝盖到脚踝的地方,缩紧小腿所有的肌肉。缩紧,缩紧,缩紧,保持这样,然后放松。

吸气—呼气—完全放松。

随着你一次次地呼吸,也一次比一次更深入自己,你的身体也变得一次比一次放松。

现在集中注意力在你身体的中段——你的大腿、骨盆和臀部。让你感觉缩紧这些部位所有的肌肉。缩紧,缩紧,缩紧,保持这样,然后放松。

吸气—呼气—完全放松。

继续平稳地做深呼吸。把每一次吸气想象成你吸入宇宙中的爱和支持;把每一次呼气想象成排出不好的情绪和紧张。

现在继续身体的下一部分。感觉从头部以下到骨盆的背脊骨,开始将整个脊柱压向你坐的椅背或靠垫。压,压,压,保持这个姿势,然后放松。感觉你的背和胸松弛下来。

吸气—呼气—完全放松。

每一次呼吸你都是在帮助自己的身体放松。当吸气时,你的每块肌肉、每个细胞都因此得到养分而充满活力。当呼气时,你的每块肌肉、每个细胞都在洗清杂物和紧张,达到了这个练习目的。

现在感觉你的肩膀和脖子,把肩膀往耳朵的方向耸起来,借这样来排出那些紧张,耸起的肩膀直到你感觉它几乎要碰到耳朵为止。耸起,耸起,耸起,保持这个姿势,然后放松。

吸气—呼气—完全放松。

现在把两手抬起,离你的身体几寸远,握紧拳头。握紧,握紧,握紧,保持这样,然后放松。

吸气—呼气—完全放松。

继续平稳地深呼吸。每一次吸气时,你就变得更加放松,感觉很舒服而且很安全。

现在感觉你的脸。注意你眼睛四周的肌肉,嘴巴四周的肌肉,下颌的肌肉。开始紧闭眼睛,收紧嘴巴四周的肌肉,咬紧你的下唇。收紧,收紧,收紧,保持这样,然后放松。

吸气—呼气—完全放松。

现在你的身体已经放松了,你的心情也应该是放松的。音乐将会在几秒钟后响起,听着音乐,随着音乐走,不要勉强,这时你应该保持放松的状态,这样的音乐与放松你需要它,你的宝宝也需要它。

在做完本节音乐练习后,紧接着听孕妇选的 10 分钟音乐。当音乐录制完,请帮孕妇念词的人继续录下列的指示:

现在慢慢回到意识完全清醒的状态。先摇动你的手指和脚趾。睁开你的眼睛,记住保持住你刚获得的平静的感觉。继续保持放松,用你所有的感官注意此刻周围的一切。现在你会感到身心充满新的活力,获得完全的放松,然后你可以站起来,继续你一天的工作。

一旦孕妇录好了录音带,孕妇就可以开始练习这套清醒状态放

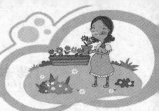

松法了。首先,选一段约20分钟孕妇不会受到干扰的时间,然后在家里某个安静的地方,舒服地坐下来,开始播放孕妇的录音带。请尽可能照着录音带的指示做,不要分析它们,试着让带子里的话语、意象和音乐带领孕妇进入放松状态。

特别注意:在开始的时候,孕妇运用清醒状态放松法的目的主要是为了放松身心,但随着怀孕期的发展,以及圆满胎教法的进展,这种技巧能使孕妇更容易深入了解自己的身体、胎儿及自己过去发生的事件。孕妇也将利用清醒状态放松法作为引导式想象练习的准备动作,这种准备动作使孕妇能够更容易与胎儿建立起紧密的联系。

(二) 孕两个月的胎教

从胎儿成长和母体变化中可以看到,这个阶段存在着许多对母子健康不利的因素。但这正是培养胎儿坚强性格的好时机,因此一定要抓住这个有利的时机,在丈夫的不断鼓励与帮助下,妻子要以顽强的精神战胜困难。那么母亲的这种精神就会潜移默化地影响到具有感知能力的胎儿,使其和母亲一同与各种不利因素抗争到底而获得母子平安。与此同时,夫妻经常谈论为胎儿设计理想的形象,这样做既可以使妻子心情愉快,而且对胎儿相貌、性格方面的形成也有好处。

首先,要体现出丈夫对妻子的关心。由于这个月是妻子感到最难熬的关头,那么恰好就是丈夫给妻子授课的机会。内容就是给予妻子精神上和生活上的关心和照顾,通过丈夫的语言和行动给予妻子战胜痛苦的力量,使胎儿从中受到教育。例如,当妻子因呕吐不想吃饭时,丈夫就要选择妻子平时最喜欢吃的而且有营养又易消化的东西,为妻子准备一顿可口的饭菜,给她一个意外的惊喜。当妻子看到丈夫端来热气腾腾、自己喜欢的饭菜,再看看忙得满脸流汗而仍然面带微笑的丈夫,一种感激之情会油然而生。这时妻子可能会产生一点食欲,但丈夫不要急于让妻子吃,首先要告诉她,这顿美餐一半是给妈妈的,另一半是爸爸送给宝宝吃的,但要借妈妈的嘴代爸爸送给宝宝吃,所以妈妈一定要替宝宝将这顿美餐吃下去哟!那么妻子听到后一定会高兴地笑起来。这时胃肠功能在神经的调节下,活动增强而产生食欲,在这种良好的情绪下进餐,有利于食物的消化、吸收,然后再通过血液循环将这些营养物质由胎盘输送给胎儿。小宝宝"吃"到了爸爸为他做的营养丰富的美味佳肴,会在妈妈的肚子里高兴地说:谢谢爸爸,我会吃得很胖,很胖,很快长大的。这时丈夫给妻儿上的课就算成功了。

妻子在丈夫的关心、体贴下战胜了痛苦,愉快进餐,同时胎儿从母亲坚强的性格中受到感染。接下来就要准备授课内容:精神刺激教育。为什么要进行这方面教育呢?许多专家证明,胎儿的性格主要决定于他的生活环境及来自外界的刺激。因此专家们认为,对胎儿也要适当提供一些丰富的神经、精神"刺激"。这对塑造胎儿的性格有益。另外,丈夫要适当地给予妻子小小的精神上的刺激,使其产生小小的情绪波动,那么胎儿就会敏锐地感觉到,并从中得到锻炼。丈夫实施教育前首先要注意三点。第一,授课内容不可以让妻子知道,只有在妻子毫无准备的状态下才能产生效果。如果妻子已经知道了授课内容,心里有了准备,就不会产生情绪波动,那么丈夫准备的课将前功尽弃。第二,施教必须在妻子心情最佳状态下进行。如果在妻子心情不好时授课会增加她的烦恼,反而不利于胎儿。第三,给予妻子精神上的刺激只能是小小的,决不可过于强烈而伤害了妻儿。如果丈夫记住这三点就可以偷偷地备课了。下面举个例子仅供

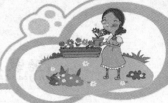

丈夫参考:在空闲时当妻子很高兴时,丈夫可以说:"我发现你越来越难看了,瞧这一脸的'锦上添花'(黄褐斑),真难看。"妻子听到后一定会生气,因为任何一位女性都希望别人赞美自己漂亮,决不会在别人嘲笑自己的长相时无动于衷的,包括她的丈夫在内。所以她一定会反唇相讥的,这时她的情绪已经出现了变化,体内的化学物质也在发生变化。丈夫一定要注意观察她的反应,见好就收,不要让妻子的不良情绪持续太久,否则会出现反作用。

看到妻子生气的样子,丈夫再说:"其实这不能怪你呀!这完全是我们的宝宝在作怪,把漂亮的妈妈变成这样。"这时丈夫抚摸着妻子的腹部对胎儿讲话:"等你出生后爸爸可要找你算账的哟!宝宝可要快快长大,早一点把美丽的妈妈还给爸爸。"妻子听到了丈夫的这番话一定会转怒为喜,那么夫妻二人在愉快中,为宝宝上完了课。

除此以外,还可以有很多内容,如让妻子与久别的朋友欢聚;参加社交活动,调解同志、邻里间的纠纷;或者带妻子观看杂技表演等。使妻子的心情出现短暂而适度的各种变化,这些恰恰给胎儿创造了丰富的精神生活,从中锻炼了性格,陶冶了情操。

胎教方法练习

练习1:童年往事。

主题:探讨孕妇童年时期的家庭。

做法:准备日记本和笔。

参与者:妈妈。

进度:40分钟,本月1次。

在本练习中,孕妇将通过时光隧道回到孕妇一生中度过的最美好的地方。这个地方可能是一栋平房、一间公寓、一座农庄或任何形式的建筑与居所。借着回忆过去,孕妇将更容易地发掘深层的情感。如果这些情感是负面的,它们就应该获得妥善的解决,才能帮助孕妇尽可能做一个最好的母亲。如果是正面的,则这些情感将帮助孕妇随时注意胎儿的需要。

在约5分钟的时间回想孕妇童年的家,拿出孕妇的笔记本,进行下面的五个步骤:

(1)写出孕妇记忆中家里的每一个房间,从孕妇记得最清楚的房间开始写起。

(2)画一张孕妇老家的平面图,包括楼梯、窗户、家具、植物和孕妇能想到的所有细节。

(3)在这幅平面图的帮助下回到孕妇心里的老家,慢慢地走遍它。运用孕妇所有的感官,试着尽可能完整地重温孕妇的童年老家。沙发的颜色如何?椅垫的质料是哪一种的?孕妇在厨房闻到什么?孕妇的卧房?储藏室?孕妇最喜欢的地方是哪里?墙上有画、海报、日历或挂钟吗?

(4)借着回答下列问题来探讨孕妇对老家深藏的情感。

● 有哪些东西是不允许我碰的?

● 有哪些地方是不允许我去的?

● 我记得在哪些房间里哭过?究竟发生什么事?

● 我记得在哪些房间曾笑得很开心?究竟发生什么事?

● 我记得在哪些房间曾经非常生气?究竟发生什么事?

● 我记得在哪些房间曾经感觉跟我母亲或父亲很亲近?

● 我记得在哪些房间曾经偷听到我不该听的谈话?

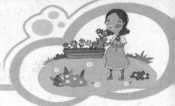

（5）现在来到孕妇卧室的窗口往外看。孕妇看到了什么？仔细看看街道对面的空地和房子,往右看,往左看。看季节改变。孕妇是否看到了什么？如果看到,孕妇会怎么做？继续回忆孕妇在这个窗前度过的时光。是否从这个窗口看到留给孕妇深刻的印象？如果有,尽可能详细描述孕妇所看到的景象。

练习2:回想童年。

主题:探索孕妇和父母的关系。

做法:札记准备和照片（或类似照片的记忆）。

参与者:妈妈。

进度:60分钟,本月一次。

在这个练习中,孕妇将继续回想自己的童年。但是这一次焦点将放在孕妇和父母及兄弟姊妹的关系上。老旧的家庭照片（或是孕妇对它们的记忆）将是孕妇回到过去的"机票"。和上一个练习一样,回忆并解决过去的冲突将能使孕妇的心灵获得解放,使孕妇对将出生的孩子付出更多的爱与接纳。回忆快乐的童年时光能唤起孕妇对胎儿的热情,激发孕妇的情感共鸣。

如果孕妇有童年的相册或零散的照片,把它们拿出来。孕妇找出的照片应该包括家中的成员越多越好。如果找不到旧照片,那就花几分钟想想要是孕妇现在手上有一张小时候家人的照片,那会是什么样子。别担心孕妇的记忆是否会跟真的照片一样,孕妇内心的印象不管正确与否都足够帮助孕妇完成以下练习的四个步骤:

第一步:一边仔细看着家人的老照片或回忆对这些照片的印象,一边尽可能详细地回答下列问题。

● 这些照片是否有类似的主题,如孕妇是否总是站得靠近父母之一人？如果是,这对孕妇和孕妇父亲及母亲的关系有什么意义？

● 是否有人总是未出现在照片中？是因为那些照片是由那个人照的吗？孕妇对这个或这些未出现在照片中的人有什么感觉？

● 这些照片中是否有小团体的情形？例如,孕妇和姊妹是否总是站在一起？或孕妇母亲总是和父亲站在一起？孕妇母亲是否总是手中抱着婴儿站着离几寸远？

● 照片里的人是否彼此不接触,各据一方,或孕妇看到大家经常很亲密,彼此接触？

● 读一读照片里的身体语言。家人可能紧密地站或坐着,但他们的头倾向某个人,或偏离某个人。在孕妇审视照片时,孕妇是否看到家人表情之下隐藏的感觉,或当时的气氛？

● 仔细地看照片中的面孔——尤其注意眼睛和嘴巴,这些照片间是否呈现出矛盾的情形？例如,嘴巴笑着但是眼睛看起来却带着猜疑或害怕？

● 照片里的孕妇和其他人是否都穿着适合拍照的衣服？这些衣服是家居式的,还是很正式的？

● 谁是照片中人们注意的焦点？

● 孕妇是否发现不同时期拍的照片里有人突然或渐渐身材变胖或变瘦了？是否有其他显著的改变？如果有,那些改变有什么含义？

● 找一张孕妇母亲或父亲正从事某种活动的照片,如画画或整理花园。那种活动对他们的个性有什么影响——对今天的孕妇又有什么影响？

● 描述每个人脸上的表情。如果要孕妇选择一种动物来形容照片中的每一个人,孕妇会选什么动物？

第二步:以孕妇童年的任何一部分为背景,用孕妇的想象来构思

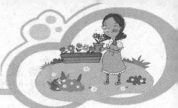

一幅理想家庭的照片。孕妇可以想象在过生日时、在春节晚餐时，或夏日午后在游泳池畔的情景。如果孕妇一时想不出来，不妨创造一个场景。使用文字、箭头、线条和任何能帮助孕妇画出正确景象的方法。当孕妇画好后，写下孕妇的想法和感觉。

第三步：画一幅孕妇母亲和父亲的画像，以他们最具代表性的姿势，穿着孕妇最熟悉的衣服，手上拿着熟悉的东西，或抱着宠物。孕妇可以画得非常详细正确，也可以只用线条描绘，孕妇也可以用文字、箭头或任何能帮助孕妇掌握住气氛的方法来解释孕妇的画。画好后，写下孕妇的想法和感觉。

第四步：找一张孕妇父母争吵和一张他们表现出亲密恩爱的照片。如果没有这样的照片，用孕妇的想象造出来。想一想这样的照片代表的含义。如果孕妇不记得父母曾经争吵或拥抱，想一想这又代表什么含义，然后再想象他们争吵和恩爱的情景。

等孕妇做完上述的四个步骤后，想想孕妇获得了什么。如果勾起了孕妇痛苦的回忆，那就告诉自己，不会让那种事情发生在自己的家，然后让那些回忆流逝。如果孕妇想起了过去美好的一面，那就让这些事情发生在自己眼前的生活中。

> 练习3：怀孕的心理调适。
>
> 主题：孕妇对怀孕的感觉。
>
> 做法：准备日记本和笔。
>
> 参与者：妈妈。
>
> 进度：每周2次，直到孕妇对怀孕不好的感觉解决了为止。

现在我们已经确知胎儿的生理及心理的发展不只是受到母亲吃、喝、呼吸的影响，还受到母亲的经验、感觉和思想的影响。我们也知道,深刻的积极思想能使胎儿产生宁静的感觉。相反的,消极或不愉快的想法可能使孕妇的身体产生化学或神经性的改变,并且很快将这些负面的信息传给胎儿。然而,怀孕很少能从头到尾像首田园诗那么美,即使是最快乐的妈妈也会经历疑惑。例如,孕妇可能担心是否有足够的能力做个好母亲,或担心养育孩子增加的财务负担。孕妇可能担心流产,或害怕胎儿的健康有问题。通常怀孕是在意想不到的情况下发生的,在这种情况下,孕妇可能觉得没有充分的心理准备,或害怕多一个宝宝会给生活添麻烦。

这些负面的感觉是正常的,而既然如此,孕妇只要记住胎儿需要孕妇的爱与接纳就对了。为了让胎儿受到正面情感的影响,孕妇有必要妥善解决负面的情感。

要想从根本上发掘孕妇对怀孕的疑惑,或孕妇对丈夫、孕妇与其他任何人之间的问题,请抽出时间来回答下列问题。把问题写进孕妇的札记中,然后尽量不加思考或分析地回答它们。孕妇不必按顺序或一次回答完所有的问题,但最好在这个月内处理完所有的问题。孕妇的答案可长可短,也可以非常详细,但记住——要完全坦诚。

● 我希望现在怀孕吗?

● 我现在生孩子的时机恰当吗?

● 我的伴侣对我怀孕有什么感觉?

● 我的伴侣对有一个孩子的感觉是什么?

● 我的母亲和父亲对我怀孕有什么感觉?

● 我要如何做情绪上的调适?

● 我要如何做财务上的调适?

● 我的宝宝将带给我的事业何种影响?

● 我的宝宝将带给我和我伴侣间的关系何种影响?

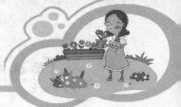

● 我的宝宝将带给我和其他孩子（如有的话）间的关系何种影响？

当回答完所有问题，以传统的札记方法进一步探讨孕妇的感觉。

继续探究本练习所引发的主题，直到孕妇相信与自己怀孕有关的所有问题都被发掘出来为止。在正常的情况下，这种方法将能帮助孕妇平息那些疑惑，使较积极的想法得以出头。如果孕妇仍旧对怀孕、分娩或做父母的责任存有许多无法解决的疑惑，我们建议孕妇请教产科医生，甚至寻求心理治疗师或心理咨询师的帮助。

（三）孕三个月的胎教

第三个月是胎儿各器官发育最旺盛的时期，因此在这个时期，孕妇的日常生活有规律，才能促进胎儿各器官更好地发育成熟，同时还可以培养胎儿良好的生活习惯。

有规律的生活也是胎教。

首先孕妇要为自己整个孕期的生活起居制订一个作息时间表，然后每天按表行事，养成有规律的生活。有的孕妇因怕劳累而什么事情都不做，经常躺着，这样反而对身体不利，会使孕妇内脏的功能因运动减少而松弛，造成食欲减退、精神委靡、失眠，甚至容易出现烦躁不安等症状，会使胎儿发育受到影响。同时，孕妇不良的一举一动也潜移默化地传递给胎儿。因此有些专家称这个时期是培养胎儿习惯的关键时期。要求早孕期孕妇一定要有一个良好的开端，一个良好的母亲形象，这将会影响到胎儿一生的习惯。另外活动减少还可以使孕妇发生肥胖或因肠蠕动减慢而引起便秘。因此，适当的运动还是必要的。但要注意不要持重物，这样会直接损伤胎儿。

晚上睡眠对孕妇来说是很重要的,这不但涉及母子的健康问题,还与胎儿的习惯形成密切相关。如果这时孕妇经常熬夜破坏正常的生活规律,那么胎儿出生后也会养成这种不良的习惯,且经常哭闹。这一事实早已被科学家们所证实,因此孕妇一定要注意有规律的生活。一般情况下孕妇每天晚上睡足8个小时即可,但如果出现特殊情况,例如近来身体虚弱,或白天过于劳累,午休时没有休息好,可将睡眠时间延长。早孕期睡眠姿势最好采取仰卧位,并抬高双脚,使血液流畅,预防腿肿。

胎教方法练习

练习1:引导式想象种子。

主题:探索孕妇自己的胎儿时期和出生的经验。

做法:准备录音带、纸和蜡笔。

参与者:妈妈和爸爸。

进度:60分钟。

这个练习将带领孕妇经历一次温馨、愉快的心灵之旅。孕妇将体验到放松、充满幸福及各种奇妙的感觉,甚至唤起孕妇在子宫中的生活和出生时的记忆。不过不要抱着不切实际的期望,孕妇应该接受任何这种体验所揭露的意义。反复做这个练习也将增进孕妇深刻体验自身的怀孕与分娩的能力。

我们建议孕妇和伴侣一起做这个练习。要是孕妇能把这个练习介绍给其他的夫妻一起做,越多人共同参与这段心灵之旅,它就能带给孕妇们越多奇妙的体验。

孕妇们在做胎教练习时,至少应做一次这节练习,如果喜欢的

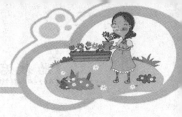

话,孕妇们可以经常反复做。

做这个练习时,先练习第一个月的"清醒状态放松"。当孕妇们进入相当放松的状态后,就可以进入本练习的引导式想象这部分了。引导式想象部分之后,在录音带后面加上 10 分钟的巴洛克音乐。

先播放第 1 个月"清醒状态放松"练习的内容:

闭上眼睛,做几个深呼吸。持续以平稳的方式做深呼吸,把你的注意力放在呼吸的节奏上,放在你身体的感觉上,放在任何你对自己的感觉和想象上。如果有外界的思绪闯进来,你只要让它们飘过去,就好像浮云飘过天际一样,注意着它们,然后让它们飘走。

现在感觉你的脚,注意你脚上承受的压力和脚放置的角度。感觉你的脚掌,注意你的脚跟、脚趾、脚踝。现在开始向脚掌心弯曲你的脚趾,好像要让脚趾碰到脚掌心一样,把脚趾往下压。压,压,压,保持这样,然后放松。

吸气—呼气—完全放松。

随着你一次次的呼吸,你也进入了一次比一次深层的放松状态。你并没有睡着,你仍然保持清醒,但是很放松。

现在开始感觉你的小腿,从你的膝盖到脚踝的地方,在你感觉小腿时,我要你缩紧小腿所有的肌肉。缩紧,缩紧,缩紧,保持这样,然后放松。

吸气—呼气—完全放松。

随着你一次次的呼吸,也一次比一次更深入你自己,你的身体也变得一次比一次放松。

现在集中注意力在你身体的中段——你的大腿、骨盆和臀部。在你感觉这些部位时,缩紧所有的肌肉。缩紧,缩紧,缩紧,保持这样,然后放松。

吸气—呼气—完全放松。

继续平稳地做深呼吸。每次吸气的时候，你是在吸进新鲜的氧气和能量；每一次呼气时，你是在把二氧化碳和身体的废物呼出。把每一次吸气想象成你吸入宇宙中的爱和支持；把每一次呼气想象成排出不好的情绪和紧张。

现在继续身体的下一部分。感觉从头部以下到骨盆的背脊骨，开始将整个脊柱压向你坐的椅背或靠垫。压，压，压，保持这个姿势，然后放松。感觉你的背和胸松弛下来。

吸气—呼气—完全放松。

每一次呼吸你都是在帮助你的身体放松。当吸气时，你的每块肌肉、每个细胞都因为得到养分而充满活力。当呼气时，你的每块肌肉、每个细胞都在洗清杂物和紧张，你的身体和你的宝宝都真正喜欢这个练习。

现在感觉你的肩膀和脖子，感觉你所有囤积在那里的紧张。开始把肩膀往你耳朵的方向耸起来，借这样来排出那些紧张，耸起你的肩膀直到你感觉它几乎要碰到耳朵为止。耸起，耸起，耸起，保持这个姿势，然后放松。

吸气—呼气—完全放松。

现在把两手抬起，离你的身体几寸远，握紧拳头。握紧，握紧，握紧，保持这样，然后放松。

吸气—呼气—完全放松。

继续平稳地深呼吸。每一次吸气时，你就变得更加放松，感觉很舒服而且很安全。

现在感觉你的脸。注意你眼睛四周的肌肉，嘴巴四周的肌肉，下唇的肌肉。开始紧闭你的眼睛，收紧嘴巴四周的肌肉，咬紧你的下

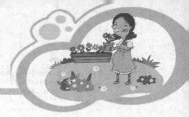

唇。收紧，收紧，收紧，保持这样，然后放松。

吸气—呼气—完全放松。

随着你每一次呼吸，你开始一次比一次更深入你自己，而你的身体也变得一次比一次放松。

吸气—呼气—完全放松。

现在你的身体已经放松了，让你的思绪也放松，别强迫它，只管任它飘荡就可以了。

让录音带持续2分钟的沉默，然后继续：

现在想象你沿着河边漫步，看着河水流过，在河中的岩石边激起小小的旋涡，看着它轻拍岸边。流水的声音悦耳而舒缓，河面的风轻拂在你的肌肤上，令你感到清爽而舒畅。

小河边是一片翠绿茂盛的草地，上面开满了各式各样的花朵，有紫罗兰、水仙和野玫瑰。草地的边上有一片各类树木的林子——高大的橡木、柔软飘逸的柳树、苍劲的松树、一列列粗壮的桦树等。这是一个美丽的地方，你忍不住躺在草地上，欣赏着眼前的美景。

从这些围绕你四周的花与树中，选一株你最喜爱的。然后想象你自己是这朵花里或这棵树上的一粒种子。

感觉你自己环绕在温暖和湿润中，感觉你现在是多么安全和舒适。当你逐渐习惯自己是一粒种子时，注意你正在慢慢地成长。让你自己真正深入体验这种成长。感觉你的细胞一个个地增长，只管放松地看着自己变得越来越大，越来越强壮。你有的是时间，尽管慢慢来，让音乐带领着你的感觉。

在录音带这里录10分钟的巴洛克音乐，录好后，念词的人继续录下面的话：

慢慢回到意识完全清醒的状态。先摆动你的手指和脚趾。现在睁开眼睛,记住你在这个练习中获得的感觉和意象。保持住你的体验,同时运用全部的感官,包括视觉、听觉和触觉,来注意此刻周围的一切。然后坐起来(录音带到此结束)。

在这个练习的最后一部分,拿出一张大的白纸和一盒蜡笔。将孕妇刚才的体验用图像、符号,或任何孕妇想得到的方法画在纸上。

即使孕妇认为"什么体验也没有",她的画也可能透露出早年生活的情感和感觉。例如,孕妇可能看到产房的颜色,或者能体会到当孕妇出生时在场人的感觉。所以,在孕妇全部做完"种子"的练习前,先不要做任何判断。

练习2:做回到子宫的观想技巧。

主题:再体验胎儿时期和出生的感觉。

做法:准备一本显示胎儿发育情况的书。

参与者:妈妈。

进度:30分钟,本月中至少1次。

做这个练习时,需要用一本印有怀孕9个月各期间胎儿生长过程彩色照片的书,或者任何这类书中找得到的图片。

先在孕妇家里找个安静隐秘的地方,让孕妇坐在舒适的椅子或沙发上。花20～30分钟仔细看孕妇选的图片,想象看到的是她自己在胎儿时期的情景,然后让自己沉浸到孕妇的感觉和情绪中。

在看完图片后,靠在椅背上,然后聆听孕妇在本小节练习1时所录的音乐,至少听30分钟。听音乐时,孕妇专注地回想刚才看到的图片,和此刻进入心中的念头、感觉或意象。请不要强迫自己"回忆"在子宫里的经验,或有意识地制造出生的意象。孕妇只要放松,一面听着音乐,一面回想书里的图片,心中的意象就会自然浮现。闭上眼

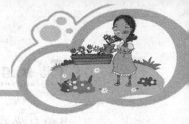

睛,想象音乐带领着孕妇回到湿润封闭的子宫里。

这个练习能激发孕妇胎儿期或出生时的记忆,或是孕妇在子宫时的感觉和印象。例如,孕妇可能瞥见某个颜色,听到某个模糊的声音,或感觉到胎儿在羊水中游泳的印象。或者孕妇可能直接产生在子宫里的那种感觉。

在开始时,我们建议孕妇一个星期做一次,以后就可以随意地反复做。这个练习所激发的印象往往彼此互相交叠架构,在经过一阵子的练习后,一幅比较完整的胎儿期印象才会开始浮现出来。当做过这个练习几次后,孕妇不妨试试紧接着做右脑涂鸦。对于孕妇出生时的那段经历,孕妇的涂鸦透露出什么信息?而关于孕妇不久就要生小宝宝的感觉,它们又透露出哪些信息?

练习 3:羊膜中海洋的观想技巧。

主题:出生时的声音和景象。

做法:准备收音机、札记本和铅笔。

参与者:妈妈。

进度:30 分钟,本月中至少 1 次。

对大多数人来说,出生前所经历的安全感可能就代表着深藏在他们内心的安全感和被爱的感觉。而借助一项由专家所发展出的练习,孕妇将可以重温那种遗忘已久的奇妙感觉。

选一个安静的夜晚来做这个练习,孕妇需要一段能独自浸在浴缸至少 30 分钟的时间。将浴缸注满温水,把收音机打开,音量调小,将选台调到两个电台中间的频率,使收音机发出嘶嘶的电波声。记住孕妇在水中时别去碰收音机,把浴室的灯关掉,将窗帘放下,让浴室沉浸在黑暗中。

当独自坐在黑暗中时,让孕妇的感官浸浴在温暖和心理学家所谓的"透明的噪声"中,孕妇将重温某种在子宫中的感觉。当这么做时,试着在孕妇心中重塑自己离开温暖而黑暗的子宫,进入一个充满色彩与光线,以及各种各样的人与物的大世界的情景。不管这个练习是否激发真实的出生记忆,它都将带给孕妇至少某种程度的出生的感觉。

当孕妇泡完澡后,不妨接着做右脑写作。孕妇所写出来的字句是否透露出有关孕妇出生那段经历的信息?而关于孕妇对自己在不久的将来就要分娩的感觉,它们又透露出哪些信息?

为了诱发更深刻的感觉,请在孕妇的日记本抄录下列问题,一次抄一题,然后试着不加考虑地回答。孕妇的答案可能是某种情感或感觉、某种颜色或文字。

● 我出生的时候我母亲是醒着的吗?

● 我出生的时候我母亲说了些什么话?

● 我出生的时候医生或其他在场的人说了些什么话?

● 我能感觉我的诞生受到欢迎吗?

● 我感觉到周围人的快乐吗?

● 我感觉到周围人的恐惧或惊慌吗?

● 我感觉到周围人松了一口气吗?

● 刺眼的灯光让我不舒服吗?

● 我母亲当时曾抱过我吗?

● 我父亲也在场吗?

● 我父亲当时曾抱过我吗?

记住,孕妇可以任意补充上述问题。在回答每个问题后,花几分钟想一想孕妇的答案具有什么心理学上的意义。例如,孕妇认为父

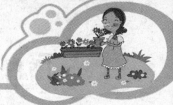

母对自己出生感到害怕或快乐,这种想法对孕妇一生的情感发展可能产生什么影响?还有,注意孕妇所有答案透露出的整体语调。孕妇的诞生给她自己的感觉是鼓舞人心的,还是令人泄气的?孕妇所产生的印象和情感是否透露出其家庭环境是快乐的,或是冷漠而令人困惑的?

在做完上面三项出生练习后,如果孕妇愿意的话可以向其母亲、父亲,产科医生或找医院记录证实孕妇的答案。

(四)孕四个月的胎教

胎儿长到 4 个月时,不但模样长得像人了,而且动作发育惊人的快,在 B 型超声显像仪中看到他(她)紧握小拳头,时而伸腿、眯眼,时而吸吮手指甚至转身、翻筋斗。同时脑部已经有 80% 的脑细胞生成,随着大脑的发达,胎儿感知能力也越来越强,根据这个时期发育的特点进行运动胎教、大自然胎教和行为胎教。

(1)运动胎教:运动胎教大致分两种,一种是孕妇做操,使胎儿受到被动锻炼;另一种是父母帮助胎儿做操,锻炼胎儿积极运动。

①孕妇操

第一节足尖运动:孕妇坐在椅子上,两足平踏地面,将两足尖尽量上跷至最高,然后再放下,这样反复多次。注意足尖上跷时脚掌不要离开地面。每日 2~3 次,每次 2~3 分钟。

第二节踝关节运动:孕妇坐在椅子上,跷起二郎腿,另一条腿脚掌踏地面,跷起腿的足尖伸直,缓缓地上下左右活动踝关节数次,然后将足背向下伸直使膝盖、踝关节和足背成一直线。就这样两腿交替做这些动作。每日 2 次,每次 10 分钟。

第三节盘坐运动:晚睡前或晨起孕妇盘腿而坐,两手按在膝关节

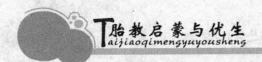

上并用力把膝关节向下压,每次呼吸松手一次,如此一压一放持续2～3分钟,每日1次。

第四节腰背运动:仰卧、屈膝,两臂平伸稍离开身体,并用肩和臂部支撑使其腰背尽量向上挺起呈反弓状持续10秒钟后复原,再静卧10秒钟。

第五节弓背运动:两手掌和膝部着地,头向下垂,跪势,背呈弓状,然后抬头目视前方,伸背使头肩在同一水平上,接着仰头,挺胸,塌腰,使腰背呈反弓状。每日2次,每次5分钟。

第六节单腿运动:仰卧,左腿伸直,右腿屈曲,足底平放于床上,然后右腿缓慢倒向左腿,使腰扭转,接着右膝再向外侧缓缓倒下使右侧大腿贴近床面,如此左、右交替练习。

每晚睡前锻炼可增加胎儿供氧量:方法是孕妇平卧,两腿屈曲,慢慢用鼻深吸气,使腹部收缩,两手从两侧向腹部中央移动,再用口慢慢呼气,同时鼓起腹部,两手向两侧移动,放于原处,要求孕妇做得缓慢有节奏,也可以立位、侧卧位、坐位做深呼吸运动。每日2～3次。

特别提示:从怀孕3个月以后开始锻炼,每次运动时要保持心静,集中精力,做操时用力不可过大,但要到位,要做到循序渐进,持之以恒;做操时孕妇最好穿弹性较大的衣服,有利于做好每一个动作;锻炼之前排尽大小便,以避免中途停止运动影响效果;运动中如果出现腹痛或有其他不舒服感要暂时停止孕妇操,以免发生流产或早产。

②胎儿操:胎儿做操需要父母帮助。在给胎儿做操之前先进行抚摸训练,给胎儿一个适应的过程。基本要求是母亲仰卧位,两腿伸直,腹部及周身尽量放松,心情平静,然后将手放于腹部来回轻轻地抚摸胎儿,有的胎儿在妈妈的抚摸下会马上做出反应,有的则要过一会儿甚至几天才能做出反应。如果胎儿感到不舒服就会用力蹬腿表

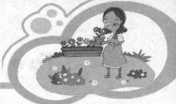

示反对,遇到这种情况就应该马上停下来,过几天再做,慢慢地等胎儿逐渐适应了母亲的手法,以后当母亲再用手抚摸胎儿时,胎儿就会主动迎上来,这时母亲就可以给胎儿做操了。具体方法:

第一节抚摸法:母亲双手捧住腹部如同捧住胎儿一样在腹壁上轻轻抚摸,从上至下,从左到右约 3 分钟。

第二节指压法:用手指在腹正中反复轻压腹部 2 分钟。

第三节推腹法:在腹部左侧壁轻轻推 5 次,然后在右侧壁轻推 5 次,用力不要过猛,使胎儿借助外界的力量在母腹内上、下、左、右运动。

第四节折腹法:母亲用手在同一个方向轻拍腹壁 3~5 次,再掉换不同方向轻拍,每次 3 分钟。

第五节左侧卧位:母亲缓慢转动身体于左侧卧位 5 分钟然后复原。胎儿操每天做一次,每次做操时配上动听的音乐或伴着母亲的喃喃细语效果会更好。

特别提示:训练手法要轻柔。动作要简单并逐渐加大运动量,不可急于求成,即使在怀孕晚期的训练高峰时期,每次也不可超过 10 分钟,否则只能是揠苗助长,适得其反。

(2)大自然胎教和行为胎教:可参考前面内容。

胎教方法练习

练习 1:更加亲密的对话。

主题:加深夫妻间的感情。

做法:准备记事本和笔。

参与者:妈妈和爸爸。

进度:30 分钟,至少每周 1 次,直到怀孕结束。

理想中,怀孕是孕妇和丈夫共享快乐的一段时期。不过大多数即将有小孩的夫妻同时也面临着许多压力。在怀孕期间,孕妇可能想到丈夫是否还觉得自己有吸引力。另一方面,丈夫也可能担心孩子出生后自己能不能做一个尽责的好爸爸。况且,孕妇和丈夫之间可能还存在着某些一直未获解决的心结。许多研究也显示,孕妇和丈夫间的良好关系,可以带来顺利的怀孕,生出较健康的婴儿。

为了帮助减轻孕妇的紧张,使孕妇和丈夫间的关系越来越亲密,请做下面的对话练习。在这个练习中,孕妇将问彼此一系列具体而深入的问题。通过这种引导式的谈话,孕妇将整理出彼此的情感和恐惧,进而加深夫妻间情感的联结。

找一个孕妇和丈夫都方便的时间,坐下来,花至少 30 分钟在一起,让夫妻讨论彼此的情感和即将出生的孩子。这个练习最好能每个星期做一次,所以彼此先协调好一个固定的时间。重要的是,即使夫妻两人都觉得没什么好说的也要在固定时间做。

以下是对话的基本规则:

● 说实话。

● 说心里话。

● 分享彼此的情感。

● 真正倾听对方说的话。

● 支持对方。

● 别打断对方的话。

● 别让丈夫为他所说的话感到愧疚,并试着别让自己也产生愧疚感。

● 原谅对方。

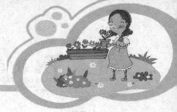

● 当倾听丈夫的想法和情感时,注视着他的眼睛。

● 为孕妇自己的情感负责。

现在夫妻已经准备好要开始了。在夫妻的第一次对谈中,两个人都应该在各自的笔记本里写上下面的句子。在彼此讨论这些叙述前,先各自私下写出答案。尽可能写得简明扼要,即使答案只是一个字或句子都无妨。

● 我欣赏你的地方是……

● 我讨厌你的地方是……

● 过去我曾伤害过你,因为……

● 过去你曾伤害过我,因为……

● 我是否准备原谅你?

请先停下来几分钟,讨论夫妻的答案,然后回到夫妻所写的,完成这个句子。

● 我到现在还不敢告诉你……

现在放下手中的笔,讨论最后一个问题的答案。别忘了对话的基本规则。

特别提示:在往后的各周和各月里,夫妻将利用每周的对话时间来讨论各式各样的问题。例如,夫妻可以讨论彼此小时候父母之间的关系如何?夫妻是否发现彼此的家庭间有任何相同之处?夫妻之间的关系是否受到当年双方父母的关系影响?夫妻甚至可以处理做父母的责任与恐惧,或夫妻对分娩的感觉之类的问题。只要夫妻喜欢,就大胆地写出自己想到的问题和答案。

练习2：感性与性感激励法。

主题：增进孕妇和丈夫间身心的联结。

做法：用镜子照全身并对话。

参与者：妈妈和爸爸。

进度：视需要反复使用，本月中至少一次，花60分钟在填充练习上。

　　随着身体形状的改变，孕妇可能像大多数妇女一样至少会有点对自己的吸引力产生怀疑。事实上，孕妇往往会因为身体的变形而觉得自己成了一种异类，尤其到怀孕末期时更是如此。孕妇可能感觉自己和时代脱了节，也可能怀疑丈夫是否还觉得自己性感迷人，或担心他看其他女人的眼光和以前不一样。

　　为了克服这种感觉，孕妇必须认为怀孕的身体是美丽而性感的。同样重要的是，孕妇需要与丈夫开诚布公地讨论夫妻的性关系。

　　孕妇先独自在一面全身镜前做这个练习的前半部。脱去衣服，仔细地看着怀孕的身体，注意自己肚子柔和的圆弧形和丰满的乳房。站在镜子前至少5分钟，从头到脚检视自己的身体。观察自己的身体在这几个月来发生了什么变化。闭上眼睛，回想自己身体在四个月以前的模样。

　　然后睁开眼睛，注视自己身体现在的样子。孕妇是否觉得自己看起来还吸引人？孕妇认为自己的体重增加得恰到好处？或稍多了点？孕妇是否觉得自己怀孕的身体在曲线扩张的情况下仍然充满了性感？孕妇在怀孕的身体中最喜欢的是什么？最不喜欢的是什么？再次闭上眼睛，想象她在四个月前的样子。

　　现在，以孕妇心灵的眼睛，看着自己的身体从未怀孕的状态变化为现在的样子。睁开眼睛，再一次从头到脚检视自己怀孕的身体。

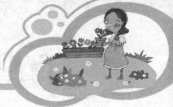

如果孕妇的观察并没有帮助自己增加对身体的好感,那么就反复练习以下适合自己的激励语:

● 我的身体很美。

● 我的皮肤容光焕发。

● 怀孕是一种充满性感的经历。

● 我觉得比以前更有女人味。

● 我的性欲强烈而活跃。

● 我是一个强壮、健康而美丽的女人。

接着是本练习的第二部分,孕妇将与丈夫在每周例行的谈话中讨论下列对话。在开始做本节的对谈部分前,孕妇和丈夫应先在夫妻各自的笔记本中回答下列问题。

● 我最糟糕的性经验是……

● 我最好的性经验是……

● 我们的性生活中我最喜欢的是……

● 我们的性生活中我最不喜欢的是……

● 我是否总是清楚地表达出我的性欲和需求?

● 我是否有任何未曾告诉我伴侣的性念头或性幻想?

● 我是否有时候利用性来表达我的愤怒、挫折、不安全或恐惧?

回答完问题后,放下纸笔,然后彼此讨论夫妻的答案。

(五) 孕五个月的胎教

从5个月开始母亲进入妊娠中期,随着早孕反应的消失,母亲的心情比较轻松,此时千万不要忘记了胎儿的教育。这个时期是胎儿教育的重要时期,胎儿大脑发育相当快,对声音的感觉已经形成,在这个时期可以进行音乐胎教以促进胎儿的听力发育,提高脑细胞数目,从而使胎儿的智力得到进一步的发展。

有人曾做过这样的实验,定期给一个 7 个月的胎儿播放音乐,发现胎儿心率稳定,胎动变得舒缓而有规律。等孩子出生后,再听到这段音乐时,神情安详,四下张望,表现出极大的兴趣。经过一段时间的追踪,发现这个婴儿耳聪目明,性格良好,动作发育也明显早于同龄婴儿。由此可见,对胎儿进行音乐教育确实可以起到开发智力,增进健康的作用。

音乐虽然好听,但并不是任何音乐都适合胎儿。据听力学家米歇尔·克莱门斯研究发现,胎儿喜欢听莫扎特的乐曲。这些乐曲给人以轻松愉快的感觉,胎儿听后可以将烦躁的情绪安定下来,心跳也变得平稳。反之如果让胎儿听贝多芬、勃拉姆斯的乐曲或摇滚乐,则会使胎儿变得暴躁不安。因此,对胎儿实施音乐教育必须是有选择的。例如,对待活泼型(表现为胎动频繁而且比较剧烈)的胎儿要选择一些节奏旋律都比较平缓,柔和的音乐如《梦幻曲》、《春江花月夜》等;而给比较文静的胎儿听一些节奏感强,而且轻松活泼的乐曲,如《小天鹅舞曲》、《春天来了》等。

音乐胎教的方法可采取母亲欣赏、胎儿欣赏和母亲给胎儿唱歌三种。具体可参考前面内容。

胎教方法练习

练习 1:快速放松法。

主题:快速进入深度放松的状态。

做法:自我催眠。

参与者:妈妈。

进度:5 分钟。

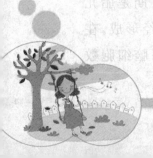

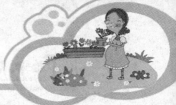

随着怀孕的进展,也随着持续地做圆满胎教法,孕妇将花越来越多的时间在胎儿身上。而当孕妇和胎儿建立起特殊的联结后,孕妇的精力也将逐渐转到体内的小生命。此外,目前大多数的怀孕妇女可能是个相当忙碌的人,有事业,或者有其他孩子,甚至两者兼有。所以,我们特别介绍5分钟练习。孕妇可以每天利用这种快速放松的技巧,取代整套的清醒状态放松练习。孕妇也可以使用快速放松技巧,为牵涉观想或引导式想象的练习做准备工作。

开始的时候先躺下来或坐在一张舒适的大椅子上,确定孕妇至少有5分钟个人的时间,足够做完这个练习。

在采取舒适的姿势后,开始注意孕妇视野里的三样东西。例如,孕妇可以选择一只古董铜挂钟、一幅海报和一本书,任何三样东西都可以。当注意力集中在视野内的三样东西后,再把注意力转移到孕妇身体的三种感觉。例如,孕妇可以专心感受自己皮肤接触天鹅绒坐垫的感觉,感受刚刷过牙残留在嘴里的辛辣味和自己呼吸时胸部有规则的起伏,任何三种感觉都可以。当注意力集中在身体的三种感觉后,再把注意力转移到孕妇四周的三种声音上。孕妇可以选择挂钟的滴答声、隔壁房间的电视声和屋外哗啦啦的雨声,任何三种声音都可以。然后闭上眼睛,以孕妇心灵的眼睛看三样东西中的两样,感受三种身体感觉中的两种,听三种声音中的两种。最后,保持眼睛闭上,集中注意力在视觉影像中的一种,身体感觉中的一种和声音中的一种。

现在孕妇已经准备放松了。孕妇可以利用这段时间让自己任意飘浮,或做一段观想练习,或引导式想象练习,或者沉思孕妇的梦境或问题。

练习2:甜美的歌声。

主题:孕妇借歌声与胎儿沟通。

做法:选1~2首孕妇最喜爱歌的光碟。

参与者:妈妈、爸爸和胎儿。

进度:到怀孕期结束,至少每天1次。

从怀孕的第一个月开始,孕妇每天都播放最喜欢的音乐。音乐所放出的声音和振动使心情放松,并深入孕妇的子宫内部,安抚并刺激了胎儿。然而,现在的宝宝到了第五个月,他的听觉器官已经发育成形了。而且,他正在各种声音中辨认母亲的声音甚至父亲的声音,这正是孕妇和胎儿借着歌声沟通的好时候。即使孕妇和丈夫的嗓子不是特别好,夫妻也要对着胎儿唱歌或哼歌,重要的是它将孕妇的爱和关怀传达给胎儿。

选择1~2首轻柔、具有抚慰效果而且孕妇愿意经常唱给宝宝听的曲子。或孕妇觉得特别悦耳、温馨的民谣。孕妇也可以选一些广受欢迎的儿歌。注意孕妇选的歌最好活泼而不刺耳,轻柔却不会放松到让宝宝睡着了的歌。尽可能常对宝宝唱歌,越频繁越好。记住宝宝喜欢重复,所以孕妇可以在怀孕全期不断反复地唱同样的1~2首歌,胎儿将学会把母亲的歌声当成对他的爱与支持。

练习3:讲故事。

主题:孕妇借讲故事和胎儿沟通。

做法:选1~2个故事或童谣。

参与者:妈妈、爸爸和胎儿。

进度:在怀孕结束前每天1次。

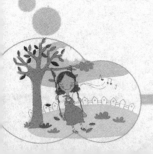

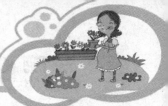

定时讲故事给子宫里的宝宝听,这可以给他一种安全和温暖的感觉。如果孕妇一直反复讲同一则故事,会令宝宝的神经系统变得对语言更加敏锐,让他在出生后因为对语言的敏锐而更容易感受到欢迎和安全。

选一则孕妇觉得特别愉快的儿童故事,或是两首童谣或童诗。确定作品内容应多彩多姿,还要充满趣味,避免暴力的主题和过于激情的内容。夫妻可以选相同的故事,或各选不同的故事。选好以后,夫妻必须每天各念一次给胎儿听。

在练习了"讲故事"一个月后,试试看是否有某些特别的字或句子可以引起胎儿某种特定的反应。故事的某一段是否特别容易使他平静?宝宝是否对不同的故事做出不同的反应?对妈妈的声音和爸爸的声音反应是否也不同?

(六) 孕六个月的胎教

妊娠进入 6 个月,孕期已过半,孕妇这时应该参加"孕妇学习班",多了解一些孕期保健知识,这对孕妇的身体健康和实施胎教都是很重要的。此外,还可以参加各种自己喜欢的活动,如欣赏美术作品、参加音乐学习班、下棋、弹琴、作画、旅游等以提高生活情趣,这对胎儿是个极好的培养。

我们知道胎儿具有很强的感知能力。尤其在母亲怀孕中期以后,这种能力的发展更快,因此母亲要想培养孩子将来具有广泛的生活情趣,首先要提高这方面的自身能力。可以通过学习、欣赏美术作品及音乐熏陶等方法,使胎儿不断感受到来自母亲的这种学习的信息传递。那么等到胎儿出生后,已经把这种信息牢牢记在脑子里,并在以后的生活中发挥作用,显示出他的天分。

胎教方法练习

练习1：第一次按摩对话。

主题：与胎儿的触觉沟通。

做法：用双手做按摩动作，并准备歌曲或音乐光碟。

参与者：妈妈、爸爸和胎儿。

进度：10分钟，每周2次，直到怀孕结束。

胎儿几乎从受孕开始就接受了一种按摩的抚慰。当他比一个铜板还小、视觉和听觉都还未发展时，他便受到一波波羊水温柔地激荡；当他长得更大点时，他开始感觉到子宫壁强劲的附着力。

现在，到了怀孕的第六个月，孕妇已感觉到胎儿的转动和踢脚。在这个时候，胎儿也可以感觉到孕妇的手通过腹壁的抚摸，并且会以缓慢和陶醉的动作回应那种放松和温暖的感觉。

每当感觉宝宝在踢脚时，孕妇可尽量温柔而爱怜地抚摸着腹部。孕妇以舒适的姿势坐下或躺下，至少用约10分钟的时间来做这个练习。然后在孕妇腰带到胸部下缘的部位以缓慢的节奏抚摩，或是用手掌在相同的部位以画圆的方式轻轻按摩。这个简单的技巧可以帮助安抚宝宝，舒缓他的动作，并向他传达母爱。

为了强调这种特别的沟通，孕妇可以用自然油脂擦腹部。虽然按摩练习不用油脂也完全有效，但润滑油对孕妇用手触摩腹部会有帮助。建议使用不含添加物或化学成分的水果油或蔬菜油，以椰子油和杏仁油最理想。

当抚摩胎儿时，孕妇也可以播放柔和的音乐、轻声说话或唱歌，本书推荐的任何歌曲或音乐都可以。孕妇的手和声音所制造出的温

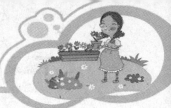

柔、持续的节奏,将使胎儿感受到孕妇给他的爱,使他充满自信和安全。

研究显示,怀孕期间接受按摩的妇女在分娩时较为顺利,而且孩子出生后也较细心。所以,请丈夫或职业按摩师来为孕妇按摩,而且越经常这么做越好。

> 练习2:第二次按摩对话。
>
> 主题:与胎儿的触觉沟通。
>
> 做法:双手做按摩动作并观想。
>
> 参与者:妈妈、爸爸和胎儿。
>
> 进度:本月中至少1次,随时可做,用来代替第1次按摩对话。

先采取一个舒适的姿势,可以让孕妇维持大约10分钟。然后在孕妇腰带至胸部下缘的部位以缓慢的、节奏轻轻地按摩,或者用手掌在相同的部位以画圆的方式按摩。孕妇可以在开始按摩前以水果油或蔬菜油擦在腹部皮肤上。

但在按摩的时候不播放音乐或唱歌、说话,而是使用观想技巧。当按摩胎儿时,闭上眼睛,孕妇想象可以用手掌透视腹壁。孕妇把手当成一台敏锐的电子扫描仪移动,透视子宫和胎儿。用心灵的眼睛感觉并看到胎儿身体的形状。宝宝是熟睡或是清醒着?活动或安静的?看宝宝如何对妈妈手的动作做出反应?

现在想象一道光从孕妇的手掌发出,想象这道光化为充满爱而按摩。宝宝是否对这道想象的光做出任何特别的反应?如果有的话,他的反应如何?

想象这道光像一条通道,孕妇和宝宝的感觉可以轻易地流过。当孕妇继续按摩腹部时,想象自己正温柔地抚摸宝宝的背部和胸部、抚摸他的手臂和脚。如果宝宝不高兴,就用抚摸来安慰他。如果他很快乐,那么就和他分享快乐。当孕妇的手随着宝宝情绪的节奏而抚摸时,感觉那种情绪的强度。让孕妇所有的爱流过那道光进入子宫,并感觉宝宝感受到被爱和安全感,他的反应通过光传回孕妇温柔的手;当这一段按摩缓缓进入尾声时,孕妇举起手,停在离腹部上方约 30 厘米的位置,然后把手再举得更高,感觉妈妈和孩子之间的联结。经过几秒钟后,把注意力转向呼吸,然后摇晃手指和脚趾。继续保持闭眼睛,慢慢将注意力集中到自己的身体和所处的房间。现在睁开眼睛,低头看身体,然后环视四周。感觉那股充满在房间每个角落的平静和爱。低头看手,回想它刚才所带来的妈妈和胎儿间那种独特的情感交流。现在站起身来,继续孕妇一天的工作。每当孕妇看到手时,都会回想起透过它传达给孩子的爱,以及孩子传给妈妈的回应。

练习 3:梦见宝宝。

主题:孕妇通过梦和胎儿建立紧密的联结。

做法:准备记事本和笔。

参与者:妈妈和胎儿。

进度:每周 1 次或 2 次,直到怀孕结束。

在这个月中孕妇已学到如何借梦来和胎儿沟通,这种方法称为"养梦",是一种自古以来就广受世界各地的人,以不同方式运用的梦境控制法。在古老的文明中,做梦的人常让自己置身某一个特别的环境数天,进行冥想或复杂的仪式,借以引发想做的梦,或刺激特定的梦中角色和意象。但是养梦不一定非得如此复杂不可,如果遵照我们的指示,孕妇将轻松自如地借着梦境中的谈话、意象和行动来和

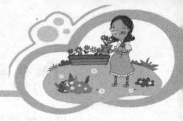

胎儿建立起紧密的联结。

首先回想孕妇睡眠环境的气氛。它是否温馨而愉悦,到处可见孕妇家人的照片、珍贵的个人物件、书籍和盆栽?孕妇的卧室是否安静而且通风良好——冬暖而夏凉?当检视孕妇的卧室时,问自己它是否恰如其分地表现出孕妇个性中的积极面和孕妇的婚姻关系?它是否表达出孕妇对体内的孩子所怀抱的情感?

当孕妇考虑这些项目时,尽可能将孕妇做梦的房间安排得安静且舒适。如果孕妇有和丈夫表现出恩爱的照片,可以考虑将它放在一个显著的位置。让能表现出孕妇生活和个性积极的东西,和能带给孕妇平静与快乐的照片或海报围绕着孕妇。最后,找几样能使孕妇联想到胎儿的东西,放在靠近床铺的地方,如孕妇可以选一幅6个月大胎儿的照片、一件小衣服,或孕妇每天念给胎儿听的故事书。

现在孕妇已经营造了一个睡眠的气氛,适合用来培养胎儿的好梦。在进入睡梦前,孕妇先安静地坐在卧室中,集中注意体内的胎儿,轻抚腹部,对自己说:"今晚我将在睡梦中和我的胎儿相见。"看看那些能使孕妇想到胎儿的东西,然后集中精神想着梦中的相会,并消除所有的意象和念头。再一次说:"今晚我将在睡梦中和我的胎儿相见。"然后拿出笔记本,将这句话写下。如果孕妇愿意的话,也可以画一幅表现出孕妇意象的画,等做完这件事就把灯熄掉,自然地沉入睡梦中。当孕妇渐渐入睡时,继续想着上面的句子或图画,以及特地放在房间里的东西。提醒自己今晚将记住所有有关胎儿的梦。

当孕妇睡醒以后,在还没开始动也未睁开眼睛前,先集中精神回想最后做的那个梦。如果它和胎儿无关,那就顺着孕妇心中的意象往前回想,直到发现一个有关胎儿的梦。然后睁开眼睛,立刻记下这个梦和任何其他的梦。记住,孕妇可能以一种象征的形式梦见胎儿,所以尽可能详细地写下梦境的每个细节,然后试着去解开它。

上述的方法应该能使孕妇在梦中和胎儿相见。据美国心理学家梅布克表示,曾有一位妇女使用类似的养梦技巧,梦见她与胎儿一起住在子宫里。"我们一起在水中漂浮和游泳,但是我无法呼吸和说话"。那位女士在梅布克的书《怀孕与梦》中现身说法:"那实在太奇妙了。水是淡蓝色的,而我的宝宝则是明亮的粉红色。脐带有点土耳其玉的蓝,微微泛着淡蓝的光。那实在太令人为之赞叹,太美了……我醒来时为这绝妙的奇迹内心充满崇敬和感激。"不管孕妇的梦是什么情景,养梦技巧将帮助孕妇表达出对胎儿最真挚的情感。当情感通过梦的意象显现出来后,母亲与孩子的联结将越来越牢固。

练习 4:心灵圣地。

主题:接触孕妇最深层的自我。

做法:观想和引导式想象。

参与者:妈妈和爸爸。

进度:10 分钟,本月中至少 1 次,在孕妇需要时做。

在孕妇内心深处存在着一片圣地,那是孕妇内心的一座教堂、一个避难所或是一座庄严的寺庙。要找到孕妇心灵的这片圣地,请孕妇闭上眼睛,想象坐上了飞机、火车或踏上了一块魔毯,展开了孕妇的追寻之旅。想象孕妇穿越高山和峡谷,经过城市与海洋,直到孕妇感觉终于抵达了目的地。现在仔细地看着孕妇的这片圣地。它是一个广阔无边的地底洞穴,地上长满了茂盛的青草和雏菊?或是埃及金字塔的里面,到处可见古象形文字和古工艺品?它是一个房间,从地板到天花板画满印象派画家莫内风格的荷花?或是孕妇老家的阁楼,堆满了家族的古物、尘封的信件和孕妇祖母的旧帽子?不管孕妇

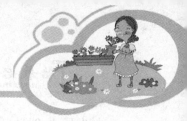

的圣地像什么,想象孕妇置身其中。

做完了这一段观想以后,请一个人为孕妇念下面的引导式想象的引言。如果孕妇找不到人来念,不妨把它录下来,然后在练习时播放。

现在你已经进入了你心灵的圣地。想象有一道阳光从你上方倾泻而下,你走进这道温暖的阳光中,让阳光浸透你里里外外。当你站在那儿时,想一想那些一直盘绕在你脑海中的消极思想和情感。让阳光洗尽这些忧虑和困扰你的念头。

如果孕妇的避难所里有圣者的画像与塑像,孕妇可以对他们说话,向他们倾吐问题与忧虑,请求他们给予指引。如果孕妇愿意的话,不妨赠送一份感谢的礼物。完成这件事后,回到孕妇此时此刻的所在。

看看孕妇的四周,然后回想心灵圣地的细节。每当孕妇感觉需要时,随时可以再回到这个能令孕妇忘却烦忧的心灵世界。

（七）孕七个月的胎教

胎儿是生活在一个声音的世界里,母体内血液的湍流声,母亲心脏有节奏的而且不停地跳动声,骨骼也随着母亲的脚步发出响声,还有母亲的胃肠发出的蠕动声。所有的这些声音如同交响乐一样天天伴随着胎儿的生活。胎儿似乎已经习惯了这些声音,再也引不起他的兴趣了,使他更加感兴趣的是来自母体外的声音,于是他会慢慢地蠕动到妈妈的腹壁前来偷偷地听爸爸、妈妈的谈话。这时父母千万不要吵架,因为胎儿一听到吵架就会害怕而使心跳加快。如果夫妻经常吵架,还会引起胎儿先天异常。因此,在这个时期父母要注意对胎儿感知的培养。围生期发育研究所的心理学家认为,如果胎儿能够得到适当的鼓励,就能极大地增长他们的才能。因此,父母应该努力为胎儿创造一种能使其能力得到发展的环境,并要不断地鼓舞、培养他的好奇心,引导他去认知。那么,如何去培养胎儿的这种能力,并使其发展呢?方法有很多种,可以通过呼唤、对话或做游戏等形式使胎儿的感知能力得到发展。

(1)呼唤训练:这种训练从这个月起每天定时进行,但每次时间不要过长,2~3分钟即可,时间定在晚上7点到8点,在胎动最频繁时,证明胎儿是清醒的。首先给未出世的小宝宝起一个乳名。孕妇可以每天轻轻地呼唤着胎儿的名字,同时用手轻轻地抚摸腹壁,开始胎儿可能会不习惯,用脚踢妈妈的肚子表示不高兴或干脆跑到一边躲起来,如果他一旦习惯了父母的呼唤和抚爱的动作,就不会躲避和不高兴了,而且会"凝神倾听"。父母对胎儿的呼唤经过一段时间的训练后,胎儿就会懂得,以后每当父母再呼唤时,胎儿就会兴奋蠕动到妈妈抚摸的地方,并将耳朵贴近妈妈的腹壁倾听父母的声音。

(2)与胎儿对话和做游戏的方法:可参考前面内容。

胎教方法练习

练习1:摇孕妇的宝宝。

主题:放松并加深孕妇和胎儿的心理联结。

做法:做观想和韵律呼吸。

参与者:妈妈。

进度:30分钟,每周1次,直到怀孕结束。

瑜伽把呼吸变成一门科学,将每一种特殊的呼吸方法加以研究,使其能达成生理的、情感的和精神层次的目标。事实上,借着规律的呼吸,有些瑜伽师父能表演看似超自然的绝技,这些绝技包括从能自

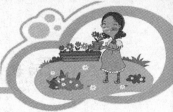

主地控制心跳速率和体温,到增强对饥饿和痛楚的忍受力。

西方科学现在已经证实,精确控制的规律呼吸能增加血液吸收的氧气,使整个身体看起来更有效率地运作。因此,利用韵律呼吸,将发现孕妇的头脑变得更清晰,思绪变得更敏锐,肺部运作得更轻松,而且营养输送到细胞的速度也更快。

近年来,瑜伽专家也发展出适合孕妇的呼吸法。本节中介绍的一种极出色的呼吸法,是由美国瑜伽专家奥尔金所首创。如果孕妇定期练习韵律呼吸法,将发现更能轻易地放松自己,加强孕妇和胎儿的联结。

孕妇身体的功能可能在练习这种呼吸法时变得更加活跃,因为这种技巧能增加孕妇血液中的氧气浓度——当然也包括胎儿的血液。

先以舒适的姿势坐着,确定孕妇有 30 分钟独处的时间。开始时双手握着,放在腹部上方约 15 厘米处,持续 3～5 分钟。低头看着腹部,并想象肚子里的宝宝。想象胎儿的小身体,从 10 个小手指到 10 个小脚趾,从大大的头到脚,看他舒服地蜷曲着身体。想象胎儿小脸上精巧的五官,看着他的嘴巴张开又合上,想象他的眼皮颤动着,四周包围着温暖的羊水。

当孕妇以心灵的眼睛尽可能深入地吸收了宝宝的意象后,站起身来,将两手放在腹部。现在,心里存在着宝宝的意象,一边吸气一边往前突出腹部。然后呼气并往后缩回腹部。重复一次,然后再一次。当孕妇重复这个动作时,将发现实际上孕妇正在前后地摇摆自己的身体。

花几分钟的时间用这种方式练习。练习的重点不再是孕妇的呼吸技巧做到完美,而是在强化孕妇和胎儿间的联结。让孕妇的情绪尽可能融入腹部摇摆的动作,融入胎儿的感觉之中。

当孕妇感觉和胎儿完全契合时,闭上眼睛,以鼻子吸气。吸气时,想象身体是一条长长的风管,气息温柔地穿过孕妇,按摩着肚子里的孩子。当孕妇经由鼻子吸气,然后经由嘴巴呼气时,用放在腹部的手拥抱孩子。一边轻轻前、后摇着宝宝,一边用手抚摸着他。在做这样的练习时,注意吸气和呼气各需要约5秒的时间。每当孕妇吸气时,感觉氧气进入孕妇的鼻子,进入肺,然后流遍身体。每当呼气时——当孕妇抱宝宝时——感觉那股空气循原路出来。

请做这个练习直到所有的动作都十分流畅而平稳的程度。这个练习将带给孕妇宁静近乎催眠般的感觉,使孕妇产生一种与胎儿声息相通的感觉。

练习2:从头到脚按摩宝宝。

主题:与胎儿做触觉沟通。

做法:双手做按摩动作;利用音乐或声音与胎儿交流。

参与者:妈妈、爸爸。

进度:10分钟,每周2次,直到怀孕结束。

这个练习类似第六个月介绍的"第一次按摩对话"。

每当感觉宝宝在踢脚时,孕妇可以尽可能温柔而爱怜地抚摸腹部。以舒适的姿势坐下或躺下,并确定至少有10分钟的时间来做这个练习。然后在腰带至胸部下缘的部位以缓慢、悠长的节奏按摩,或是用手掌在相同的部位以画圆的方式按摩。在这个月份中,孕妇将真正能感觉到宝宝头和脚的位置,可以扎实地反复从头到脚抚摸他。这种按摩方法不仅可以安抚并刺激胎儿,还能为孕妇以前曾用过的触觉语言增加一些深度和活力。

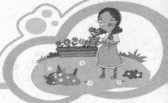

像孕妇以前用的方法一样,可以涂抹一些自然油脂在腹部上,以增加这种特殊沟通方法的效果。当抚摸胎儿时,也可以播放柔和的音乐、轻声说话或唱歌(本书推荐的任何歌曲或音乐都可以)。要切记的是,每一个声音和动作都应该表达出妈妈的爱。孕妇的手和声音所制造出的温柔和持续的节奏,也能使胎儿充满自信和安全。

特别提示:如果丈夫也希望参与这个按摩对话,我们建议他也扎实地反复从头到脚抚摸宝宝,这和第六个月介绍较一般的按摩方法略有不同。

练习3:内在的治疗师。
主题:强化孕妇和胎儿的健康与免疫力。
做法:清醒状态渐进放松法、观想、引导式想象和
　　　记笔记。
参与者:妈妈。
进度:30分钟,每周1次,直到怀孕结束。

许多科学证据都指出,引导式想象和观想技巧能有助于战胜疾病。从像癌症和心脏病这类致命的疾病,到偏头痛和过敏症等,都证明观想是传统疗法之外的一种极有价值的补充疗法。

许多专家也相信,观想能帮助增进健康,甚至在孕妇身体很健康的情况下也能强化孕妇的免疫力。毕竟人的健康是一种连续的状态,一端是夭折和残疾,另一端则是完美的健康状态。如果孕妇生病了,观想可能帮助孕妇恢复健康,而如果孕妇本来就很健康,它能帮助孕妇获得更强的免疫力和活力。

在开始前,先将以下内容录音。我们建议由别人录下这些话,因为亲近的人的声音特别有效。但如果孕妇喜欢的话,也可以自己录

这些内容。担任录音的人先默念一遍内容,然后再进行录音。当一切都准备就绪后,念词的人应尽量以平静、放松的方式来念,在该停顿的地方适时停顿。录音工作完成后,找一张舒适的椅子和一个垫脚凳或长条椅作为孕妇垫脚用。

在播放这卷引导式想象的录音带前,先确定孕妇至少有 30 分钟独处的时间,然后闭上眼睛,利用几秒钟的时间,回忆第六个月孕妇曾创造和造访过的心灵圣地。然后对自己说下面的句子:

我将寻求内在治疗师的指引,他将协助增进我和胎儿的健康及免疫力。你的内在治疗师可能是一个穿着白衣服,蓄着短发的医生,或是你刚毅过人的曾祖母,甚至是一位来自印度的瑜伽行者。这位内在治疗师长什么样子都没有关系,只要这个人是你所欲探索的能力的化身就行了,他将指引你发掘内在的心灵能量,增进你的健康。

当孕妇完成这些步骤后,睁开眼睛,马上播放第一个月“清醒状态放松”练习的录音带。然后接着录以下内容。

吸气—呼气—完全放松。

现在你的身体已经放松了,你的心情也应该是放松的。

在这种放松但清醒的心智状态中,找寻你的心灵圣地,你曾经造访的那个内在的避难所。和你以前曾做过的一样,想象经历一次遥远的旅程,来到这个隐秘、和平的天地。现在仔细地看你的圣地,不管你的圣地是什么样子,想象你置身其中(停顿 1 分钟)。

现在环顾四周,寻找你的内在治疗师。寻找并等待你内在治疗力的化身现形。如果没有任何内在治疗师出现,在你的圣地四处走走,探索你的环境,直到发现你所找寻的人。花点时间仔细地观察那个人,并问他或她叫什么名字。不管你脑中浮现的名字是什么都接受它(停顿 30 秒)。

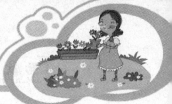

现在拉起你内在治疗师的手,在他或她的带领下离开你的圣地,来到温暖的大海边。环视四周,看看沙滩和海水神秘的色彩。抬眼望着海鸥优雅地飞过头上,再四下观看并感觉太阳散发着具有疗效的光线。脱去你的衣服,让你沉浸在海水里。坐在海边柔软的沙滩上,把头往后仰,张开你的双臂和双腿。让海水具有疗效的矿物质和太阳具有疗效的光线浸透你,进入你身体的核心。看着水和阳光穿透每个毛孔和体内的"管道"——经过你的心脏和肺,你的肾和肝,你所有的细胞。

看着具有疗效的水和阳光经过腹部、脐带和胎盘,进入胎儿的每个毛孔和"管道"。注视着具有疗效的光线和水浸透宝宝小小的手臂和腿,浸透他美丽的脸和腹部,经过他体内的器官——心脏和肺、肾和肝,他所有的细胞(保持这个意象约5分钟)。

如果你有特定的问题,要求你的治疗师帮助克服它。如果你的骨盆肌肉酸痛或感到无力,想象你的治疗师在那个部位涂上一种神奇的药膏。如果你觉得全身疲倦,看着你的内在治疗师以一道光束照在你身上,使你顿时恢复精力。如果你觉得全身舒畅,要求你的内在治疗师帮助增进你和胎儿的健康。不要刻意地改变浮现你脑海的意象——你只要问内在治疗师有什么你应该知道的事。别停下来分析浮现在你脑海的意象,只要看着它们自然地呈现出来,就像看电影一样(停顿2分钟)。

现在是你结束这段心灵之旅的时候了。跟着你的内在治疗师回到宁静祥和的圣地,向你的治疗师告别,然后回到此时此刻的地方(停顿1分钟)。

现在慢慢回到意识完全清醒的状态:先摇动你的手指和脚趾。睁开你的眼睛,记住保持你刚加强的免疫力、健康、活力和平静的感觉。继续保持放松,把你全部的感官都注意到此刻你周围的一切。现在,你身心充满新的活力,全身放松,你可以站起来,继续一天的生活。不过当你做着其他事的时候,仔细地回想内在治疗师提供给你的建议。如果那些建议似乎能帮助你、丈夫和照料你的医生,那么不妨考虑将它纳入你的日常生活中。

特别注意:上面的练习用意不在取代传统的医疗。如果孕妇的怀孕情形很健康,我们建议孕妇把我们的引导式想象练习视为医生提供照料的一种补充——而非取代。如果孕妇的怀孕有严重的问题,那么必须在娴熟引导式想象的专业人士的协助下,从事引导式想象的练习,这样的专业人士须有孕妇的医生或邻近的教学医师推荐,而且这样的练习须配合正统的医疗来进行。

> 练习 4:熟悉分娩环境。
> 主题:为理想中的阵痛和分娩预做安排。
> 做法:观想和记日记。
> 参与者:妈妈和爸爸。
> 进度:20 分钟,本月中 1 次。

第七个月是孕妇考虑所选择的分娩环境是否适合的时候。我们建议孕妇在清醒的放松状态下做练习中的观想部分,以使孕妇能完全融入最深层的感情和思绪中。请在开始前将孕妇的笔记本和笔放在身边。

本练习的第一步是先探访孕妇未来分娩的地方——如果孕妇还没看过那里的话。当进行探访时,尽可能详细地看整个环境,并提出更多的问题。

在探访过后的 24 小时内选一段时间,找个舒适的地方坐下来,进

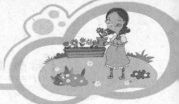

入清醒的放松状态。孕妇可以使用第五个月介绍的"快速放松法"。当进入深度放松后,用心灵的眼睛回想未来分娩的环境。尽可能详细地看每个细节,孕妇回忆和自己谈话的人,以及孕妇所提出的问题。现在,在孕妇仍然处在深度放松时,问自己是否对在这样的环境下分娩觉得满意。如果觉得满意,可以继续想象真正阵痛、被送到产房、最后终于在这个地点分娩的情况。在回想过分娩的环境并觉得满意后,孕妇摇动手指和脚趾,睁开眼睛,回到意识完全清醒的状态。

等意识完全清醒后,拿起笔记本抄写下面的问题,然后逐一回答每个问题:

● 当我产后,在我选择的产房中感觉到自己是分娩过程的中心吗?

● 在我选择的产房中,我将能掌握自己分娩的经验吗?

● 在我选择的产房中,万一发生紧急状况,我是否能获得迅速良好的照顾?

● 在我选择的产房中,我是否将得到应有的情感上的支持?

● 除了上面的问题外,我还有没有别的疑惑?

把孕妇所有的感觉写在笔记中,如果孕妇喜欢的话,也可以用右脑写作和画画的技巧来探讨自己的感觉。写完后,开始分析孕妇的想法和感觉,并和孕妇的伴侣讨论。如果孕妇觉得选择的分娩地点有太多不好的因素,不妨考虑有没有别的选择。要找一个完美无缺的分娩地点并不容易,但如果孕妇认为目前生孩子的地方似乎有太多严重的问题,现在就是孕妇调查其他选择的时候了。

(八) 孕八个月的胎教

妊娠 8 个月的胎儿在羊水中自由自在地活动,并迅速地生长,大脑发育也日渐复杂、成熟,这时母亲可以给胎儿传授一些简单的知识。通过讲故事、弹琴、听胎教磁带等提高胎儿的智力。虽然此时胎儿还不懂妈妈讲授的内容,但却通过声音的波长和频率,产生直接的记忆,接受母亲的情感。所以,这个时期是全部吸收时期,是胎教的顶峰。

(1)记忆训练:在这个时期要强化胎儿记忆训练。胎儿记忆训练有两种,第一种是语言记忆,第二种是音乐记忆。

①语言记忆。采取给胎儿讲故事的方法。首先母亲要把胎儿当成一个大孩子,娓娓动听地给他(她)讲故事,那亲切柔和的语言,可以通过大脑的语言中枢传递给胎儿,通过母亲的语言震颤使胎儿不断接受良好的刺激,在母亲创造的文化气氛中,不断地强化胎儿的记忆。

讲故事时母亲最好取半卧位,也可取自己感到舒适的姿势。讲故事的时间要选在胎儿醒着时,每次开讲前,母亲先用手轻轻拍一拍胎儿,以确保胎儿清醒,然后告诉他:"妈妈现在给宝宝讲故事了,你要好好听哟!"接着母亲就可以一边抚摸着腹壁,如同抚摸胎儿一样使胎儿感到舒适,一边讲动听的故事。讲述时精力要集中,全身肌肉放松,语速缓慢、柔和,吐字清晰,既不能声音太高,也不要平淡乏味地读书,要带着浓浓的感情,绘声绘色地讲。这时,母亲的心态处于最佳状态,给胎儿创造了一个安静、舒适的内环境,使胎儿把母亲讲给他听的故事牢牢地记在脑子里。每次讲故事时间不宜太长,5分钟左右即可,以免引起胎儿的疲劳,而且周围环境一定要安静。

②音乐记忆。具体做法是采用母亲给胎儿弹奏乐曲,每天10分钟左右,乐曲的选择可以是孕妇平时最喜欢的曲子,也可以是针对胎儿选择的,如舒曼的钢琴曲《梦幻曲》,这首乐曲比较适合胎儿,那优美动听的旋律,充满表现力的和声语言,将孕妇带进了美的意境,使

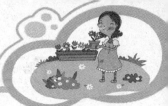

孕妇在生理上与心理上与胎儿产生共鸣。胎儿在这诗意的乐曲旋律中打开记忆的大门,把美好的震颤收入脑海中。这种方式要比听音乐更容易使胎儿接受。

(2)语言训练:自从妊娠以来爸爸和妈妈不断合理的胎教使胎儿的智能发展越来越高,这个阶段的胎教内容应该是有关对生活的认识能力的教育,也就是说应该进行语言的训练了。

语言训练包括5种:日常性语言训练、形象性语言训练、动作性语言训练、理解性语言训练、系统性语言训练。

①日常性语言训练。主要给胎儿讲一些生活中常用的语言,这类语言比较简单,通常在轻松、愉快的气氛中对胎儿讲话。一般来说,胎儿比较容易接受这种方式,最好父亲也要参加。例如,早晨起来爸爸对胎儿讲:"早晨好,小宝贝(或叫他的小名),你也该起来了。"于是抚摸妻子的腹部,如同在唤醒一个贪睡的小懒虫,或问宝宝:"今天好吗?"等。

②形象性语言训练。妈妈想象着胎儿出生后可能看到什么,或接触什么,一面想着每一种事物的形象,一面教给宝宝。然后告诉他:"我是妈妈。"语速要慢,然后将每个字分开来说,"我、是、妈、妈",反复数遍,然后再教宝宝认乳房,妈妈一边摸着乳房一边说:"乳房。"再分开每个字说,"乳、房",再把乳房的柔软告诉他"柔、软";此时妈妈的心情是愉快的,想象着宝宝正在吸吮着甘甜的乳汁。妈妈教完后,爸爸也要告诉宝宝"我是爸爸","我、是、爸、爸",重复数遍。

③动作性语言训练。母亲用扩音器每讲一个字便用动作在腹部进行表示,如敲,妈妈用手指轻轻地敲打着腹壁,告诉胎儿:"小宝贝,这是'敲'。妈妈在轻轻地敲你。"或者教胎儿"摸"字,母亲同样用手抚摸着腹壁告诉胎儿,"这就是'摸',妈妈在轻轻地抚摸着小宝贝

呢!"反复进行数次,还有"拍"、"摇"、"压"等动作性字都可以教,但要求父母所示教的动作一定准确,以免胎儿领会错了。

④理解性语言训练。这一类字词如:"吻"、"口"、"鼻"、"爱"、"冷的"、"热的"、"黄色"、"红色"、"白色"、"好吃"等,一个字一个字地说,不管有多么难,只要爸爸、妈妈有兴趣、有耐心地教,胎儿就会愉快地接受。

⑤系统性语言训练。父母可以自己收集或编写一些比较形象、简单,内容有趣的童谣,或者买一些配音乐的胎教儿歌磁带,这样效果更佳。

以上5种语言训练最好分期实施,7个月时教给宝宝日常用语、动作性语言。8个月教形容性语言,9个月以后教理解性和系统性语言,等到胎儿出生后就已经初步掌握许多词汇和懂得其意思。这时妈妈会惊喜地发现自己的孩子与其他孩子相比说话早、容易理解语言,接受事物快、口齿伶俐等。

胎教方法练习

练习1:愉快的叹息。

主题:帮助孕妇做好阵痛的准备,以及与胎儿沟通。

做法:做观想和韵律呼吸。

参与者:妈妈。

进度:30分钟,每周至少1次,直到怀孕结束。

和第七个月的"摇宝宝"一样,"愉快地叹息"采用瑜伽专家奥尔金的新技巧。这个练习事实上是以"摇宝宝"为基础,但是在每次呼气时加上一声悠长而洪亮的叹息。

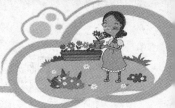

　　这个叹息的用意是在和胎儿沟通,奥尔金表示,"发出声音可以帮助身体在阵痛时更具有弹性"。怀孕时多做这个练习,可以促使孕妇在阵痛时更容易发出这种喉音。

　　在开始前先确定孕妇以舒适的姿势坐着,并且有30分钟独处的时间。花3~5分钟握着双手,将双手放在腹部上方约15厘米的地方,低头看着腹部,并想象肚子里的宝宝。想象胎儿的小身体,从10根小手指到10根小脚趾,从大大的头到脚,看他舒服地蜷曲着身体;想象孩子小脸上精巧的五官,看着他的嘴巴张开又合上;想象他的眼皮颤动着,四周包围着温暖的羊水。

　　当孕妇尽可能深入地吸收了宝宝的意象后,站起身来,将两手放在腹部。现在,心里存在着宝宝的意象,一边吸气一边往前突出腹部;然后呼气并往后缩回腹部。当呼气的时候,张开嘴,发出一声洪亮、悠长的喉音"啊——",重复一次,然后再做一次。

　　当孕妇感觉和胎儿完全契合时,闭上眼睛,开始以鼻子吸气。吸气时,突出腹部,想象怀孕的身体是一条长长的风管,气息温柔地穿过并按摩着肚子里的孩子。当呼气时,往后缩回腹部,张开嘴巴发出一声洪亮、悠长的喉音"啊——"当孕妇呼吸和叹息时,前后摇着宝宝,用手拥抱他。记住吸气时一边往前突出腹部,呼气和叹息时一边往后缩回腹部。当孕妇持续做练习时,注意吸气及呼气与叹息各需要约5秒的时间。孕妇每次吸气时,感觉氧气进入鼻子,进入肺,然后流遍身体;当呼气与叹息时,当抱宝宝时,感觉那股空气循原路出来。

　　做这个练习直到所有的动作都十分流畅而平稳的程度。这个练习将带给孕妇宁静的感觉,一种与胎儿水乳交融的感觉。它也将使孕妇在阵痛发生后,更能轻易地借着悠长的喉音叹息来抒发情感。

练习 2：绽开的花朵。

主题：为分娩时子宫颈张开做准备。

做法：做观想技巧训练。

参与者：妈妈。

进度：15 分钟，从现在到分娩每周 2 次。

　　孕妇已经用过观想来帮助自己放松、增进健康与精力、接近内心的感情并且与胎儿沟通。现在孕妇将使用这种技巧来替身体预做阵痛和分娩的准备。

　　观想被用来使运动员的表现更臻完美已经有数十年之久，从奥林匹克滑雪选手到橄榄球四分卫和足球守门员，许多超级运动明星都曾借着观想比赛的情况，来开启他们非凡的内在资源，终至发挥出他们最大的潜能。

　　正如曾经分娩过的人所周知的，阵痛是许多产妇所经历过最耗费体能的事情之一。在拉梅兹无痛分娩的课程中，孕妇学习的是以呼吸技巧来帮助自己度过分娩的考验，但观想技巧也同样具有高度的效果。根据这种认识，在怀孕结束之前每周 2 次以 10 分钟的时间练习"绽开的花朵"，将使孕妇的子宫颈在阵痛开始后能更容易地张开。如果经常做这个练习，它将能帮助孕妇的肌肉预习某些真正阵痛时需要用到的动作。

　　在开始前，先确定孕妇以舒适的姿势坐着，而且有约 15 分钟独处的时间。可能的话，把房间的灯关掉，拉上窗帘。现在运用"快速放松法"的技巧，进入清醒的放松状态。

　　当进入清醒的放松状态后，孕妇想象走在一个开了数百朵花的园子里。看看四周，选一朵吸引自己注意的花。慢慢地选，红色的玫

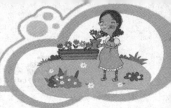

瑰、白色的百合、黄色的水仙或任何有花瓣的花都可以。用手拿着花,想象它慢慢地绽开,慢慢地,一次一片花瓣地绽开。想象它越开越大,直到完全绽放。

用5分钟在这样的观想中,孕妇可以随意增添任何让它显得更真实的细节。看看那朵花鲜明的颜色、叶子上的露珠、花朵里一粒粒的花粉。闻闻花的香味、听附近的鸟唱着歌或蜜蜂嗡嗡地飞。

在用5分钟观想这朵绽开的花后,低头看着自己的骨盆。想象一朵含苞待放的花就是孕妇的骨盆,然后再想象这朵花——孕妇子宫颈的肌肉,慢慢地、慢慢地,一次一点地张开,感觉骨盆附近的肌肉微微刺痛。让这个意象徘徊约5分钟,直到孕妇以心灵的眼睛看到花和子宫颈完全张开。

想象花和子宫颈张开后,继续想象它们合上。提醒自己:当宝宝要出生的时刻,子宫颈会慢慢地张开,正如花朵在清晨太阳升起时会绽开一样;当宝宝通过产道后,子宫颈将会合上,就像花随着夕阳西下而合上一样。然后孕妇摇动手指和脚趾,睁开眼睛,回到意识完全清醒的状态。

> 练习3:呢喃的笛音。
>
> 主题:为宝宝准备好产道。
>
> 做法:韵律呼吸和观想的练习。
>
> 参与者:妈妈。
>
> 进度:10分钟,每周1次,从现在起到分娩为止。

在开始前,先确定孕妇以舒适的姿势坐着,而且有约10分钟独处的时间。孕妇把手放在腹部上,并把腿张开。现在孕妇用嘴巴呼吸(吸气和呼气的时间各需约5秒钟),继续以嘴巴呼吸,吸气、呼气,越来越深。再一次,然后再一次。

当吸气时,想象身体里有一根笛子,连接着嘴巴到阴道。吹奏这根想象的笛子;吸气并把空气吐进笛管,经过子宫里的宝宝,经过子宫颈,然后从阴道出去。当空气经过笛管时,感觉所有附近的身体组织和肌肉变得越来越放松,直到它们完全张开,完全松弛,随时准备接受分娩。再吸气,再把空气吐进笛管。重复这个过程,直到孕妇为分娩准备好一条敞开的通道。当孕妇对这个技巧越来越熟练时,试着用孕妇身体的笛子吹奏一首曲子,用孕妇的想象力自得其乐。

吹奏呢喃的笛音10分钟后,继续做孕妇一天其他的工作。

特别提示:当孕妇用力推挤宝宝经过产道时,可以使用这种呼吸和观想的技巧,孕妇将惊讶地发现"呢喃的笛音"对分娩所带来的帮助。

(九)孕九个月的胎教

现在进入了第九个月,也就是怀孕最后的月份了。在这个月内,宝宝将从孕妇的血中获得抗体,他可能长出一些头发,手指甲和脚趾甲也长到需要修剪了。到这个月结束时,宝宝将完全发育成熟。他的体重平均将约有3千克,身长约为50厘米。简单地说,他将准备好要出生了。

因此,我们将把第九个月的时间用在为孕妇和丈夫做好迎接宝宝这件大事上。

除了第九个月的练习外,孕妇应该利用这段时间为即将出生的宝宝做某些准备。一般不建议孕妇做过于复杂的准备工作,但应该准备一些衣服,以便从医院回家时穿。

现在也应选择适当的尿布、搜集有关母乳哺育的资料。如果孕

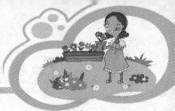

妇计划在孩子出生后几个月内回到工作岗位,建议现在就先了解托婴的事。

为确保宝宝出生前做好所有该做的,孕妇在笔记本上列出清单。

每天继续练习那些对孕妇最有效、使孕妇收获最多的技巧,而且别忘了持续为孕妇的子宫颈和分娩做好准备。还有,继续按摩胎儿,对他唱歌、说话,直到他降生到这个世界。

胎教方法练习

练习1:温暖的阳光。

主题:消除紧张与不适。

做法:做引导式想象。

参与者:妈妈。

进度:5分钟,随孕妇喜好经常做。

在开始做这个练习前,先把下面的词句录下来。与其他引导式想象的练习一样,建议孕妇找丈夫或亲近的朋友来念这段文字,如果孕妇喜欢的话也可以自己录。念词的人最好在录音之前先默读录音的内容,并在录音时尽可能平静而缓慢地念,在该停顿的地方适时停顿。

想象你躺在太阳下,金色的阳光透过你的皮肤,沐浴着你的胎儿、你体内的器官和你的肌肉与骨头。感觉你整个人里里外外因为太阳的能量和温暖而发出光辉。

现在吸气、呼气,吸气、呼气,尽可能做深呼吸。每一次你吸气时,想象你正吸入太阳温柔、散发着光辉的温暖;想象阳光以能量浸透你和胎儿的身体;想象阳光扩散开来,充满你身体的每一部分;想象阳光不断扩散直到它以明亮橙黄的光辉包围着你。

现在想象那种光辉在你身体感到紧张或不适的地方显得特别明亮。想象那种光辉在紧张或不适的地方不断震动激荡着,直到疼痛和紧张完全消除为止。

特别提示:这个练习可以在孕期的最后阶段,帮助孕妇克服紧张和不适,同时也是在阵痛时可以运用减轻疼痛的有效技巧。

> 练习 2:激励法。
>
> 主题:理想的阵痛和分娩。
>
> 工具:准备日记本和笔。
>
> 参与者:妈妈。
>
> 进度:5 分钟,每天 1 次,直到分娩为止。

在开始前,先大声逐句地念下面的激励语:

● 我完全可以应付阵痛的情况。

● 我的阵痛将完全和自然的节奏协调。

● 分娩是一件正常、健康的事。

● 我在为我和我的宝宝准备一次安全、健康的分娩。

● 我已经完全准备好迎接我的宝宝了。

念完这些激励语后,翻开笔记本空白的一页,将它对折。在左半边写下第一句激励语,同时把孕妇的名字也写进这句激励语(以及本练习中所有的激励语)中。例如,要是孕妇的名字是米雪,孕妇应该写:"我,米雪,完全可以应付阵痛的情况。"当写激励语时,尽可能去感受句子的意思,也可以边写边大声念着激励语。当孕妇在左边写好一句激励语后,换在右半边,把孕妇所有的反应记录下来。如果孕妇觉得该激励语似乎不能代表真实的情况,写出为什么。以这样的

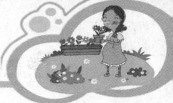

方式写每句激励语5～10次,直到孕妇所有的疑惑和感觉都表达出来为止。

写的时候,注意每一次记录下来的反应之间有什么改变。在孕妇表达感觉时,应洗尽所有消极的思维模式,让积极的思想和感觉得以浮现。

如果孕妇还有其他的激励语想补充的话,请尽管这么做。重要的是孕妇借着它来提振信心,帮助孕妇度过阵痛和分娩的难关。

（十）孕十个月的胎教

胎儿发育到10个月已经接近临产期了,母亲这时决不能因此而放松对胎儿的教育,因为胎儿发育越趋向成熟,大脑功能也越发达,胎教的效果也越好,所以母亲一定要利用这最后的时刻为胎儿上好最后一课。南非哈印兹教授认为,在妊娠的最后十天,每日只要实行30分钟的氧气添加法,就可以制造大量的天才儿童。

其方法是把孕妇的身体放入樽形装置中,使孕妇腹部周围的空气减少,为大气压的1/5,从而减少腹壁给胎儿的压迫,使胎儿脑内的血流量增加。由于血流量增加,供给胎儿的氧气也就充足了。据说采用这种方法的母亲生出的孩子在13个月时能接听电话,在满18个月时普通的孩子只会说6句左右的话,而这类孩子却会说200句话,这说明氧气对胎儿是多么的重要。当然,这种方法必须与胎教相结合才能取得惊人的成果。对于天才儿童制造法,其可靠性还需要一些时间进一步验证,因此还不能马上实行,但有一点已经确定,那就是孕妇多到大自然中呼吸新鲜的空气,增加吸氧量对胎儿大脑发育有显著的效果。

胎教方法练习

练习：自信。

主题：在阵痛和分娩时增强自信心。

做法：反复念激励语。

参与者：妈妈。

进度：在阵痛和分娩期间随时做。

请利用下列的激励语来帮助孕妇度过阵痛和分娩难关。要使这些激励语发挥效果，孕妇只要经常反复念其中最有效的句子就可以了。

● 我现在的阵痛完全与自然的节奏协调。

● 我现在已经完全准备好迎接我的宝宝了。

● 我子宫收缩的力量可以带领我的宝宝离开子宫。

● 我可以用推挤的力量帮助我的宝宝出生。

● 我的子宫收缩是自然的法则所驱动的。

● 我的子宫颈将像一朵绽放的花朵一样张开，让我的宝宝出生。

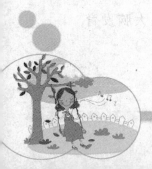

第五章
孕 期 禁 忌

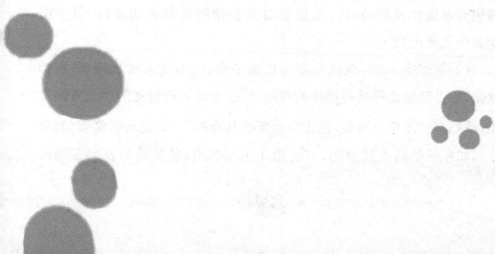

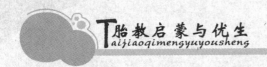
一、孕期用药禁忌

(一) 孕妇禁忌的西药

生活中要想完全不生病是不可能的,生了病求医用药也是正常选择。对于孕妇来说,生病用药可不能随意,因为在妊娠期间使用药物对胎儿和新生儿可能产生重要影响。此时几乎所有摄入的药物均可经"胎盘转移"进入胎儿体内。而药物对胎儿的作用和对孕妇的作用完全不同,有些药物对孕妇起治疗作用,但对胎儿来说则可能有中毒或致畸作用。药物致畸与胎龄有关,胎龄越小,所受的危害就越大,主要发生在妇女妊娠三个月内,即胚胎期。尤以妊娠12周内最为突出。因为在这一阶段胚胎处在细胞分化和组织、器官形成时期,各种组织系统尚未具备解毒功能,所以药物对胚胎有很大的作用力。那么究竟哪些药物会引起胎儿畸形呢? 到目前为止已经明确对胎儿有致畸作用的药物,主要包括以下几类:

(1)抗生素:这是常见疾病中使用最多及家庭中最常备的药物。如链霉素、卡那霉素,主要用于治疗结核等疾病,但它会引起胎儿先天性耳聋及损害胎儿的肾脏。磺胺类药物可引起胎儿畸形、新生儿高胆红素血症及核黄疸。使用氯霉素会抑制骨骼的功能,还可能引起新生儿肺出血。

(2)镇静类药物:现代生活方式的变化,使不少人睡眠障碍,精神紧张,所以服用镇静类药物较为普遍,但这类药物有很强的胎儿致畸作用,孕妇应该注意。例如,巴比妥类药物及地西泮(安定)、氯氮草(利眠宁),如在孕早期大量服用,可使胎儿出现短指、鼻孔畸形及唇裂等畸

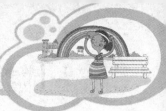

形;苯妥英钠对胎儿的致畸作用包括先天性心脏病、唇裂及腭裂等。

（3）镇痛类药物：服用镇痛类药物可减轻疼痛，但不应忽视它的致畸作用。例如，阿司匹林、非那西丁，以及含有此类药物的止疼丸等，都能导致胎儿骨骼畸形、神经或肾脏受损。

（4）激素类药物：性激素己烯雌酚，临床上常用来治疗妇科疾病，但它会导致胎儿性发育的变化，使女婴男性化，男婴女性化。妇女口服避孕药于停药后就妊娠或由于自己已怀孕但还没察觉，仍然在服用避孕药，也会使胎儿畸形率有所增加。因此，口服避孕药的妇女决定妊娠时，最好在停药两个月后再妊娠较为安全。

为了确保下一代的健康，妊娠妇女，特别是妊娠三个月以内的妇女，务必谨慎用药，最好在妊娠早期尽量避免服用任何药物。如果孕妇因病确需用上述药物，可考虑终止妊娠。

容易诱发先天性畸形的药物见附表。

附表　容易诱发先天性畸形的药物

类　别	药　物	可能致畸作用
抗生素	四环素、土霉素、多西环素	短肢畸形
镇静药	反应停（酞胺呱啶酮）、氯氮䓬、地西泮（安定）、氯丙嗪、苯巴比妥	无肢、短肢、无眼、无耳、唇裂、腭裂、心脏畸形、食管闭锁等多种畸形
抗过敏药	氯苯那敏、敏克静、布克利嗪、苯海拉明	缺肢畸形、唇裂、腭裂
激素	可的松、泼尼松	唇裂、腭裂
性激素	己烯雌酚、黄体酮、睾酮	外生殖器畸形
抗抑郁药	丙咪嗪	四肢畸形
抗癫痫药	苯妥英钠	唇裂、腭裂、心脏畸形
抗疟药	奎宁、氯喹、乙胺嘧啶	脑积水、脑膜膨出、唇裂、腭裂
抗糖尿病药	甲苯磺丁脲（D860）、胰岛素	唇裂、肢体骨骼畸形
抗肿瘤药	氮芥、环磷酰胺、氟尿嘧啶、白消胺、甲氨蝶呤	唇裂、腭裂、泌尿道畸形
中草药	巴豆、牵牛子、蜈蚣、斑蝥、牙皂	多种畸形

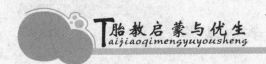
（二）孕妇慎用的维生素类药物

任何药物，包括维生素类的营养药物虽有治疗效用，但也有其不良反应。这与用药者当时的身体状况有关，也与用药的剂量和方法有关，因为药物在孕妇体内会经由胎盘运送到胎儿体内，甚至达到与母体内的药物浓度相等的程度。经过研究和临床观察发现，维生素类药物对胚胎及胎儿也会造成影响。

例如，维生素 A 能促进生长和繁殖，维持上皮组织的完整，其中视黄醇是构成视觉细胞内感光物质的成分，如缺乏维生素 A 时会产生夜盲症。另外，维生素 A 还是维持上皮组织完整所必要的一种物质，如果缺乏维生素 A，上皮组织会产生干燥、增生、过度角化及脱屑现象，其中以对眼、呼吸道、消化道、泌尿道及生殖器官等黏膜上皮的影响最显著。再者，维生素 A 促进生长、发育及繁殖，如果缺乏时，儿童会出现生长停顿、发育不良等情形。所以，孕妇在整个怀孕期及产后哺乳期，都应注意维生素 A 缺乏的问题。

在一般情况下，一个孕妇每天由食物中（动物性食品）吃进 3 300 国际单位的维生素 A 就足够了。动物食品中以肝的维生素 A 含量最高，若孕妇一天吃 100 克猪肝，则吃进体内的维生素 A 即有 8 700 国际单位；100 克牛肝含维生素 A 18 300 国际单位；100 克羊肝含维生素 A 29 900 国际单位；如果能吃鸡肝，则维生素 A 的摄入量更高，因为 100 克鸡肝的维生素 A 含量有 50 900 国际单位。孕妇食欲不佳胃口较差时，因为吃进的食品量少，此时就应选择含维生素 A 最多的鸡肝来补充，哪怕是仅仅吃了 25 克鸡肝，所含维生素 A 即多达12 725国际单位，为孕妇日需量（3 300 国际单位）的 3.8 倍。如果一周吃上1～2 次，那么每次仅吃 25 克，也就足够满足对维生素 A 的需求了。由于

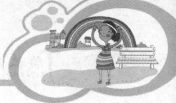

植物类食物中没有维生素 A,只有胡萝卜素,虽然胡萝卜素进入体内能转变成维生素 A,但因胡萝卜素进入体内被利用的程度因膳食的组成不同而有差异,所以孕妇还是从动物食品中,尤其是肝来补充维生素 A 更为可靠。

最后要强调的是,随着人们卫生常识和营养知识的提高,维生素 C 成了人人皆知的营养药品。例如,它可防治坏血病,防治感冒,增加白细胞的吞噬作用和增加抗体生成,减弱病毒的致病作用,防治动脉粥样硬化,预防深部静脉血栓,通过非特异性地使病毒失去活性之作用而抑制病毒的致癌作用,甚至维生素 C 通过增高细胞内环磷酸腺苷含量,可使癌细胞转为正常。于是,一些孕妇喜欢大量地补充维生素 C。过去认为服用大量维生素 C 对机体无害,即使过量也可以从尿中排出,但根据临床观察及动物实验证实,长期大量服用维生素 C,仍有可能产生各种不同的不良反应。例如,每日服 4 克维生素 C,一周后,尿中排出草酸盐的量可由每日 58 毫克增至 622 毫克。因此,服用大剂量的维生素 C 有可能发生尿道的草酸盐结石。这是因为 1 个分子的维生素 C 在体内可生成 2 个分子草酸的缘故。

此外,根据临床观察,大剂量服用维生素 C 后,可降低某些妇女的生育力,而且还可能影响胚胎发育,所以妇女服用维生素 C,每日最多不超过 2 克。市售维生素 C 片,每片 0.1 克,若每天服用不超过 20 片,则不致发生问题。而孕妇每天吃些水果、新鲜蔬菜的情况下,一般服用维生素 C 0.6 克就足够了;还有维生素 D,大量服用可致胎儿高钙血症和智能发育迟缓;维生素 K,大量服用可引起高胆红素血症、核黄疸;维生素 B_6,大量服用可使新生儿产生维生素 B_6 依赖症、抽搐,维生素 B_6 的衍生物吡硫醇,在动物实验中引起唇裂,亦应慎用;多种维生素如果在妊娠头三个月内服用,胎儿患神经系统缺陷症

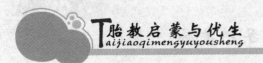
的危险性高达 60%。

（三）孕妇禁忌的五类中草药

在妊娠期应用中药也是有所禁忌的，从药物的性能来说，主要是忌活血破气、滑利攻下、大辛大热、芳香渗透及有毒之品。

（1）活血破气类中草药：桃仁、红花、三棱、莪术、泽兰、苏木、刘寄奴、益母草、牛膝、水蛭、虻虫、乳香、没药等。因"血活"可使血液循环加速，"迫血随气行"，气乱则无力固胎。

（2）滑利攻下类中草药：滑石、冬葵子、甘遂、大戟、芫花、薏苡根、巴豆、牵牛子、木通等。此类药物多具通利小便、泻下通腑的功效。有伤阴耗气之弊。阴伤则胎失所养，气耗则胎失固摄，胎儿易下堕。

（3）大辛大热类中草药：附子、肉桂、川乌、草乌等。这些药物辛热而燥，辛热走窜迫血妄行，燥能伤津，对胎儿不利，且多有不同程度的毒性，有堕胎之弊。

（4）芳香渗透类中草药：如麝香、草果、丁香、降香等。多辛温香燥，有疏通气机的作用。气行则血行，以致迫胎外出。

（5）有毒类中草药：如水银、朱砂之类，有直接伤胎、腐胎的作用，当严禁使用。

（四）孕妇忌长期服用鱼肝油

由于鱼肝油所含的维生素 D 可促进人体对钙和磷的吸收，所以有些孕妇就多吃鱼肝油以其滋补身体，促进钙质吸收，帮助胎儿发育。这种想法有道理，孕妇也可以适当吃些鱼肝油，但积蓄维生素 D 过多则对胎儿不利。研究表明，孕妇体内维生素 D 含量过多会引起

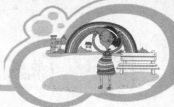

胎儿主动脉硬化,影响智力发育,引起肾损伤及胎儿骨骼发育异常。

胎儿在母体内长到 5 个月时,牙齿开始钙化,骨骼迅速发育,这时孕妇为补充体内钙质可以多吃些肉类、蛋类和骨头汤等富含无机盐的食物。此外,孕妇还应常到户外活动,接触阳光,这样在紫外线的照射下,可以自身制造出维生素 D,不必长期过多服用鱼肝油,也完全可以保证胎儿正常发育。

二、孕期饮食禁忌

(一) 孕妇忌多吃酸性食物

有些女性在怀孕后想吃酸食,于是经常大量食用各种腌菜、泡菜,但摄入过多对自己的健康和胎儿的发育并没有好处。原因在于:腌菜和泡菜之中存在着亚硝基化合物,这类物质有较强的致癌性,可以诱发各种动物及各种组织器官的肿瘤。值得注意的是,有的亚硝基化合物可以使子宫发生肿瘤和通过胎盘诱发胎儿畸形。

如果孕妇确实喜欢食用酸性食品,应该选择既有酸味又营养丰富且无害的天然酸性食物食用,比如西红柿、樱桃、杨梅、石榴、海棠、橘子、草莓、酸枣、葡萄、苹果等新鲜水果和蔬菜等。这些食物既可改善怀孕后发生的胃肠道不适症状,又可增加食欲和多种营养素,可谓一举多得。

(二) 孕妇忌无选择地饮用纯净水和饮料

现在市场上的水层出不穷,花样不断翻新,有纯净水、超纯水、太空水、蒸馏水、离子水、富氧水、矿泉水,还有各种果汁、汽水等,不胜枚举。而且,很多水都是以"健康新概念"的面目出现的。那么,孕妇究竟饮什么水对胎儿最有好处呢?

众所周知,水是人体最不可缺少的。一个人体重的60%以上是水分,它以血液、组织液、细胞浆等形式存在于人体中,进行复杂的新陈代谢。若人体发生缺水,则有关细胞的代谢会降低,甚至缺氧而发生细胞衰变死亡。

纯净水、超纯水、太空水等,都属超纯水,只是称呼上有所不同。它们的优点在于没有细菌,没有病毒,干净卫生,但其缺点是水分子凝聚成线团状,不易被人体细胞吸收,大量饮用时,还会带走人体内有用的微量元素,从而降低人体的免疫力,容易产生疾病,对胎儿不利。所以孕妇不宜喝这类水。

蒸馏水是普通水通过蒸馏而成,一些低沸点的有机物被蒸馏,但一些有毒的有机物仍有可能留在水中,因此其纯度不如纯净水,而且有用的微量元素也含得不多,因此不宜作饮用水。

饮料的品种更是繁多。虽然某些饮料中含有一些营养物质,但其含量很有限,即使含乳饮料,其蛋白质也不过是1%,远不如牛奶的3.3%和鸡蛋的14.7%,因而孕妇不可能从饮料中获取足够的人体所需营养素,充其量只是为人体补充水分。有的饮料中含有色素或防腐剂,这些成分对人体有害无益,所以孕妇应慎重选择饮料,尽量不喝或少喝这些饮料。

有些人认为,人体所需的微量元素可以从食物中摄取,水只要无菌即可,而有些专家反对这种说法。因为有研究显示,现在的蔬菜中含有的微量元素比50年前要少了许多。而且目前矿泉水所含的无机盐种类并不多,因而并不能完全满足人体所需。尽管如此,多喝一些

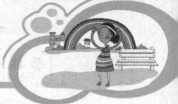

含无机盐多的水对人体还是非常必要的,选择既纯净又富含无机盐的水,对孕妇尤其有利。但必须清楚,仅仅通过短期的饮用是不可能起到实质性的药理效应的,只有长期饮用,对人体才有明显的营养保健作用。因此,在通常情况下喝干净的自来水或矿泉水为好。

（三）孕妇忌盲目节食

有些年轻的孕妇怕孕期发胖,影响自己产后体形,或怕胎儿太胖,担心生不下来要做剖宫产,就节制饮食,尽量少吃。这种做法显然是十分有害的。

妇女怀孕以后,新陈代谢变得旺盛起来,与妊娠有关的组织和器官也会发生增重变化,胎儿的养育袋——子宫增到 670 克,还需储备脂肪 4 500 克,胎儿增重到 3 000～4 000 克,胎盘和羊水增重到900～1 800 毫升。总之,妇女在孕期要比孕前增重 12.5 千克左右。孕妇需要营养,胎儿也需要从母体摄取营养,在这种情况下哪能节食呢!

俗话说:"先天不足,后天难养。"营养供应不足,就会给胎儿带来严重后果。例如,缺乏蛋白质,就会影响神经细胞的增殖,从而导致智力低下;缺乏无机盐钙、磷等,就会影响骨骼、牙齿的生长发育,甚至可以导致发育不全;缺乏脂肪,再加上心脏、肝脏内贮藏的糖原(能量来源)明显减少,就经受不住出生时由宫缩和经过产道时受压迫等方面的考验,娩出后还容易发生低血糖和呼吸窘迫症。

营养不良对孕妇本身的危害也很严重。缺乏蛋白质,就不能适应子宫、胎盘、乳腺组织的变化,尤其是在怀孕后期,会因血浆蛋白降低而发病;缺钙会使骨软化,腰酸腿痛;缺铁会出现贫血、头昏脑涨等症状;缺乏维生素 A 容易出现早产、死胎,而且由于身体的抵抗力降低,容易发生产后感染;缺乏维生素 B_1 会影响食欲和乳汁分泌,而且下肢水肿也加重,易得脚气病;缺乏维生素 C 会加剧便秘、贫血等孕期症状,并容易早产或流产等。

由此可见,孕妇不可任意节食,否则容易导致某种营养的缺乏或相互间失去平衡。怀孕 5 个月以后,每日至少需热能 11 296～11 715 千焦(2 700～2 800 千卡),这些热能可从饮食总量中获得。所以,要保证充足的蛋白质(每日需摄入 85 克,比正常人多 15 克),适量的脂肪、糖、钙、铁、维生素,以及鸡、蛋、鱼、瘦肉、猪肝及乳类、杂粮、豆类、新鲜蔬菜、水果和海产品等;要合理搭配饮食,不挑食,不偏食。这样才能满足妊娠期的需求。

顾虑难产而盲目节食也不可取。因为出现难产、异位产,主要是胎位异常,在经过产道时不能反射性旋转身体的缘故。难产不是胎儿太胖的后果,而是神经发育不良造成的。因此,不能顾虑难产而减少营养的摄取。

(四) 孕妇不宜食用的食物

每个人都有自己的口味和饮食习惯,这是无可非议的。但是,孕妇必须尽量克制自己避免食用一些食物,即使孕妇对其有很大的偏爱,为了孩子,孕妇必须注意这点。孕妇不宜食用的食物有:

(1)含有酒精的饮品,以及可口可乐等饮料。含有防腐剂、色素的各种罐头等食品也应尽量避免食用。

(2)油炸食品及香辣调料。

(3)腌熏制品,如香肠、腌肉、熏鱼等。因含亚硝胺可致胎儿畸形。

(4)生肉、生鱼、生鸡蛋及未煮熟的肉类食物。

(5)可疑的食物,如不新鲜的肉、鱼、贝壳类动物,发芽的土豆、霉

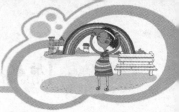

变的花生，不能确认的野生蘑菇，以及开始变质的水果、蔬菜等。

（6）热能过高容易使人发胖的食品，以及过咸和过分辛辣的食品，如奶油、冰淇淋、肥肉、糖果、糕点、巧克力等。

（五）孕妇不宜喝咖啡

现在人们的生活水平提高了，喝咖啡或者饮含咖啡因饮料的人逐渐多起来，但却不知道咖啡因对孕妇和胎儿的危害。

研究表明，一瓶 340 毫升的可乐类饮料含咖啡因 50～80 毫克，如果一次口服咖啡因剂量达 1 克以上，就可使人的中枢神经系统兴奋性增高，表现为呼吸加快、心动过速、失眠、眼花、耳鸣等。即使吃下的咖啡因不到 1 克，由于对胃黏膜的刺激，也会出现恶心、呕吐、眩晕、心悸、心前区疼痛等不适。人若长期过量饮用咖啡，易成为咖啡嗜好者，大多数会患失眠症，其胰腺癌的患病率也大大提高，有的会诱发心律失常、血压升高、冠心病、维生素 B_1 缺乏症等。

胎儿、婴幼儿对咖啡因尤为敏感。咖啡因能迅速通过胎盘而作用于胎儿，孕妇过量饮用咖啡和可乐类饮料，胎儿就会直接受到咖啡因的不良影响；咖啡因还可随乳汁分泌，而有害于依靠母乳的婴幼儿健康。专家们认为，每天喝 8 杯以上咖啡或较大量的含咖啡因饮料，她们生下的婴儿没有正常婴儿活泼，肌肉发育也不够健壮，这就是饮料中所含丰富咖啡因的强烈刺激作用的结果。孕妇如果嗜好咖啡，还会影响胎儿的骨骼发育，诱发胎儿畸形，甚至会导致死胎。

因此，专家反对孕妇饮用咖啡和含咖啡因的饮料，尤其是早孕期最好不喝含有咖啡因的饮料。营养学家要求，妊娠期间应停止喝咖啡，多到室外呼吸新鲜空气，多进食高蛋白食物，做做松体操，这样可

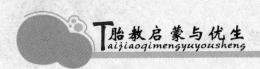

以代替咖啡的提神醒脑作用,以保证小宝宝健康聪明。

(六) 孕妇不宜过多食盐

医学家们一致认为,孕妇在妊娠期内,尤其是在妊娠的最后几个月里应该少吃盐。孕妇每日盐的摄入量应在3克以下。那么,有没有一个既能减盐又能刺激孕妇食欲、两全其美的调味方法呢? 最近,日本营养学家和医学专家们提出了一些方法,可供读者借鉴。

(1)若菜肴为两种以上,切莫在每盘中均衡施盐,应把盐集中撒在一种菜内。

(2)强烈的咸味感能唤起人们的食欲,所以炒菜时不宜先放盐,而应把盐直接撒在菜上。

(3)充分利用酸味,如用醋拌凉菜等,因为酸味能刺激胃酸分泌,增强食欲。也可以食用山楂、柠檬、柚子、橘子、西红柿等,这些水果均有促进食欲的酸感和风味。

(4)对于鱼和肉类,最好烧的时间稍长一些,使之色、香、味俱佳,以增进食欲。

(5)用蘑菇、紫菜、玉米等有天然风味的食物,制成各种不加盐而味美诱人的膳食。

(6)肉汤中含有丰富的氨基酸,可以诱发强烈的食欲,因而在制作各种菜肴时,应充分利用肉汤。

(7)少用酱油,尤其是在拌凉菜时不宜用。

(8)灵活运用甜食和肉冻,合理搭配,花样翻新。

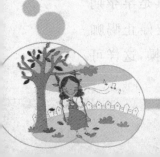

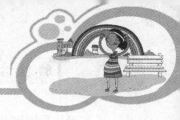

三、孕期胎教及生活禁忌

（一）胎教四忌

胎教能够促进胎儿的智力发育，这已被现代科学所公认。然而，胎教不当也会带来胎害。除噪声能影响胎儿健康外，不合理的语言教育、运动教育及孕妇的不良情绪等，都会给胎儿带来隐患，医生称之为胎害。

一忌噪声。孕妇应避免接触刺耳的噪声，尽量不去强噪声持续不断的工厂、机场、火车站、舞厅等。

二忌不合理的语言教育。语言教育时，孕妇可用收录机以中度音量向腹内的胎儿亲切授话，或吟读诗歌，或哼唱小调，或计算数字。如此都会给孩子留下美好的记忆，切忌大声粗暴地训话。

三忌不合理的运动教育。与胎儿做运动联络时，要轻轻抚摸胎儿，每天2～4次为宜，有时胎儿也会不遵母命，此时就要耐心等待，不要急于求成。

四忌不良情绪。孕妇要格外注意心理卫生，使自己精神愉快，心情舒畅，对生活充满希望。

（二）孕妇情绪禁忌

（1）孕妇忌情绪紧张：N先生是一位妇产科医师，他说曾有位年轻孕妇紧张地跑去找他，希望他救救她肚子里的胎儿！因为她刚刚不慎在厨房里滑倒，跌得不轻，恐怕有破水。

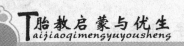

N医师则表示,除了特别情况之外,类似这种程度的意外事件是不会引起破水的。但慎重起见做了内诊,结果发现胎儿平安无事。但通过超声波的检查,发现腹中的胎儿似乎一副可怜兮兮的模样,正挣扎、痛苦地活动着手脚。这是因为母亲一直有着"破水"的想法,所以产生了强烈的紧张情绪,这种情绪也影响到胎儿,使他和母亲一样,也感到紧张、痛苦。

另外,孕妇的"情绪紧张"还会影响胎儿出生后性格。这对女孩的影响尚小,而对男孩影响较大,可使男孩有女性化性格的倾向。

(2)孕妇忌精神压力:人类在心情温和时,控制脑和内脏的是名叫"副交感神经"的物质,但受到精神压力时,交感神经就会有取代支配身体的作用,产生血压升高或心跳加快的现象。这种身体构造,胎儿同样具备,而且母亲受到精神压力时,胎儿也会勇敢地和母亲一起对抗。而且胎儿是经由脐带而获取来自母亲的氧及养分。在一般安定的状态时,子宫是随着自然的韵律,持续进行收缩或舒张。在精神受压迫的状态时,这种规律性的节奏就会产生纷乱现象,子宫运动太激烈,使得连接母亲与胎儿的惟一管道——脐带,受到严重的压迫而变得扁扁的,完全无法达到输送血液的功能。使胎儿严重缺乏养分和氧,造成生命活动暂停的假死状态,而且如果再持续缺氧的话,胎儿真的会死亡。如此看来,母亲所受的压力不但会阻碍胎儿脑部或身体的发育,也会对胎儿造成生命危险。

(3)孕妇忌产生失望心理:母亲对所期盼的事产生失望的心情时,这种心理性的压力,就会很敏感地传给胎儿。

近年来的医疗技术快速发展,利用超声波扫描就可分辨出胎儿的性别。可是,如果母亲想生男孩,但检查结果却是女孩时,她这种失望的心情会形成心理性的压力,将对胎儿的成长发育,带来很大的

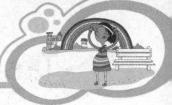

阻碍力量。而且母亲也可能会减低，甚至失去对孩子的期望与栽培孩子的热情。所以我们认为，胎儿性别应等到出生后才揭晓较好。

另外，孕妇的想法也会影响胎儿的成长。想生育子女而待产的母亲，与不小心怀孕而不得不生育子女的母亲，对分娩的想法完全不同。"不想分娩"的想法会变成一种心理性的压力，这种压力会传给胎儿，使胎儿知道自己是个不受欢迎的小人物。

由此可知，在各种压力中，心理性的压力带来的不良影响的危险性最大。

(4)孕妇忌看刺激性的影片：孕妇看了部刺激性强的电影，可能会因紧张的画面或情节而受惊，但影片结束后，兴奋的感觉也随之消失，这对于特别爱看刺激性电影的孕妇来说也许并无大碍。但胎儿就不同了，孕妇瞬间性的受惊，脑部所制造的肾上腺素经由胎盘传至胎儿脑部，使胎儿也同感兴奋。然而，孕妇体内因具有所谓"恒常性能"的功能，可使身体恢复平静，兴奋感消失，但胎儿并无此恢复平静的能力，便成为紧张情绪后的惟一受害者。

为了避免胎儿受伤害，孕妇应尽量远离不利的刺激因素，参加一些有益身心健康的活动，如散步、听优美的音乐……

（三）忌夫妻感情不和

感情融洽是幸福家庭的一个重要条件，同时也是优生和胎教的重要因素。在幸福和谐的家庭中，受精卵会得到良好的生长环境，健康顺利地发育，生下的孩子往往健康聪明。反之，夫妻感情不和，彼此间长期的精神刺激，过度的紧张、忧愁、抑郁，则会使大脑皮质的高级神经中枢活动受到障碍，可引起一些疾病，并直接影响胎儿。据报道，在孕早期，夫妻之间经常争吵，孕妇情绪极度不安时，可引起胎儿兔唇、腭裂等畸形。在孕晚期，如果夫妻感情不和，精神状态不好，则可增加胎动次数，影响胎儿的身心发育，而且出生后往往烦躁不安，哭闹不止，睡眠差，消化功能不好，严重时甚至危及孩子的生命。

据统计，这类父母孕育的胎儿在身心缺陷方面的几率比生活美满、和睦相处的父母所生的孩子高 1.5 倍，胎儿出生后因恐惧心理而出现神经质的机会也比后者高 4 倍，而且这类儿童往往发育缓慢，胆小怯懦，生活自理能力差。

为什么会出现这种情况呢？究其原因，不外乎母体与胎儿的信息传递。父母剧烈争吵时，母体受刺激后内分泌发生变化，随之分泌出一些有害激素，通过生理信息传递途径为胎儿所接受，同时孕妇的盛怒可以导致血管收缩，血流加快、加强，其物理振动传到子宫也会殃及胎儿；而且争吵中父母的高声大气，无异于十分有害的噪声，直接危害胎儿。如果父母口角频繁，对正在成长发育中的胎儿不能不说是一场巨大的灾难。

因此，妊娠期间，丈夫应承担更多的责任，处理好夫妻之间的一些矛盾，与妻子共同分担所承受的压力。夫妻双方应互相尊重，互相理解，耐心倾听对方的意见，理智地、心平气和地对待彼此间的分歧。以极大的爱心共同关注母腹中的小生命，注视着他的每一次蠕动，探寻他的每一点进步，讨论他的每一项教育……这样随着夫妻双方进一步相互理解，夫妻亲密无间，使孕期变成一个相依相伴，充满爱情的又一个"蜜月"时期。

（四）孕妇不宜过多看电视

随着人民生活水平的不断提高，电视机走进大多数人的家中，工作之余看看电视，调节一下精神是令人十分愉快的，它大大缩短了人

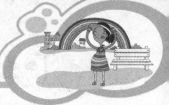

与外界的距离。特别是一些孕妇,在不能光顾剧场、影院及其他公共场所的时候,自然而然地转向荧屏。孕妇经常长时间看电视,对胎儿有影响吗? 这是许多孕妇经常提出的问题,在这里我们告诉孕妇,影响是十分严重的。

有人曾经调查过,孕妇若每天收看电视 2.8 小时以上,不要多久时间,就将发生不良反应。调查 56 名早、中期妊娠的妇女,发生不良反应者占 9%左右,不良反应有眩晕、疲倦乏力、食欲减退、心情烦躁、焦虑不安、妊娠高血压综合征。孕妇长时间看电视还必然影响胎儿的正常发育,娩出的婴儿有的大脑发育不良,有的为畸形儿。这种对孕妇和胎儿的危害,可导致妊娠异常,引起早产或流产,或在分娩时发生胎儿死亡等。

研究人员发现,电视机在工作时可使室内产生高压静电的环境,这种高压静电环境会使大量的阳离子从电视机的荧屏中释放出来,结果将室内空气中的阴离子吸引过去,而孕妇就处在这种缺少阴离子的环境之中。空气中的阴离子不仅具有促进孕妇机体代谢,改善人体生长发育与清除代谢废物的作用,而且还可以增强孕妇的免疫力,维持血压,清除疲劳及催眠等作用,故阴离子的缺乏,势必给健康带来影响。

综上所述,为了腹中宝宝的健康,孕妇应少看电视。

(五) 孕妇不宜戴隐形眼镜

不少患近视的人都以戴隐形眼镜为荣,因隐形眼镜方便不碍事。但根据医学的发现,孕妇在妊娠期间因体重改变,造成眼角膜出现各种变化,应绝对禁止戴隐形眼镜,否则有角膜发炎、溃疡,甚至失明之虑。孕妇角膜的含水量比常人高,尤其是怀孕末期,造成角膜透气性差,此时如果戴隐形眼镜,容易因为缺氧而使角膜变肿。软式隐形眼镜(紧贴于角膜)比硬式隐形眼镜更糟。

同时,孕妇角膜的曲度也会随着怀孕月龄及个人体质而改变,使近视的度数增加或减少。如果坚持戴隐形眼镜,容易因为不适造成眼球新生血管膜生长或长到角膜周围,甚至导致上皮剥落。此时,一旦隐形眼镜不洁孳生细菌,将会因为感染造成角膜发炎、溃疡,甚至失明。

此外,一些妊娠并发症也会造成眼睛的变化,如妊娠高血压会导致视网膜血管收缩,进而产生视网膜病变,甚至出血及剥离,对视力产生极大的威胁,必须及时给予治疗。一般产妇大约要在产后两周后视网膜病变才会渐渐消退。因此,孕妇不宜戴隐形眼镜。

(六) 孕妇不宜打麻将

我们说恰到好处的娱乐活动可以使人心情愉快、精神振奋而有利于身心健康,而过分的娱乐或者说不利于健康的娱乐活动相反会使人心情烦躁、紧张,甚至导致不良后果。例如,打麻将这种娱乐活动对人体健康不利,而孕妇玩麻将更是弊多而利少。因为它可以导致后代智力低下,发育障碍、习惯不良,精神和行为的异常等,因此为了后代的健康,孕妇忌玩麻将。下面我们谈一下孕妇玩麻将对胎儿各方面的影响:

(1)对胎儿行为的影响:早在古书中就有记载,未出生的胎儿在母体内就已开始接受言行的感化,因此孕妇要清心养性,谨守礼仪、循规蹈矩、品行端正给胎儿以良好的影响,而玩麻将则与此恰恰相反,由于好胜的心理往往产生激烈的相互争论,免不了恶言恶语加上怕输造成精神紧张,使人的心境处于不佳的状态;另外赢者大喜,输

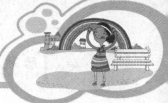

者大悲,使孕妇的情绪波动太大不易平衡;再者大脑神经高度兴奋,母体内的激素分泌出现异常,这些都将给胎儿带来危害。

(2)对胎儿脑发育的影响:许多专家认为,孕妇在良好的环境中可以促进胎儿脑细胞的发育,主张孕妇多去景色秀丽、空气清新的地方,多看美好的东西。这样既开阔视野使人心情愉快,又可以给胎儿上一堂"大自然课",为孩子今后有一个聪明的头脑奠定基础。然而有些孕妇却整天玩麻将,伴随着一片稀里哗啦的洗牌声,如此胎教怎能培养出具有高尚道德情操的下一代呢?而且"长城之战"的场面多是烟雾弥漫,加上门窗紧闭,室内一片乌烟瘴气,孕妇在这种环境中会对胎儿生长不利。

因此,孕妇不但不能长时间泡在烟雾笼罩的打麻将的环境中,而且连类似这种环境也不能去。应尽可能为胎儿创造良好的脑发育条件。

(3)对胎儿体格发育的影响:怀孕期间的妇女要注意多休息,防止过度劳累,保证血液畅通,才能有利于胎儿发育。而孕妇在打麻将时需要长时间保持坐姿,脑子又处于高度紧张状态,这样会造成身心极度疲乏,全身血液循环不良。我们知道供给胎儿发育所必需的营养物质是通过母亲的血液循环由胎盘输送给胎儿,如果母亲血液循环差,那么供给胎儿的营养物质就会减少,造成胎儿发育迟缓,智力低下,出生后低体重、体质差、多病等。有的因劳累过度发生流产。

(4)易引起胎儿感染:一副麻将牌长年累月地被人抓来抓去,上面不知有多少细菌,而病菌进入人体可导致发病。例如,孕妇如果感染上乙肝病毒就容易感染胎儿,使其患病,还有结核杆菌、伤寒杆菌、痢疾杆菌、寄生虫等可以通过麻将牌这一媒介传播,尤其在流行病季

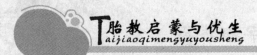

节可以导致胎儿畸形的风疹、流感等可怕的病毒在这里也是传播的好场所。

(5)对胎儿习惯的影响：最近有关资料报道，孩子的习惯是在胎儿期形成的。母亲的习惯可以直接影响胎儿的习惯，国外曾有人追踪观察发现，早睡早起生活有规律的母亲所生的孩子习惯同母亲一样，而晚睡晚起生活无规律的母亲，生下的孩子也同其母亲一样，因此专家们提出妊娠期妇女生活一定要有规律，尤其在孕早期，而麻将一旦打上，往往是身不由己的"废寝忘食"，昼夜颠倒，甚至冷热、饥饱都不顾，完全打乱了正常的生活程序。有这种不良习惯的母亲是不会生出习惯良好的孩子的。

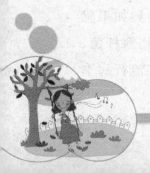